De Botter

ZORGGERICHT
Leermiddelenreeks voor de verpleegkundige en verzorgende opleidingen

Werkboek voor kwalificatieniveau 3

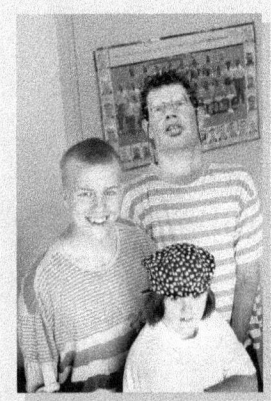

De Botter

Zorgcategorie: verstandelijk gehandicapten
Setting: leefgroep
Centraal gezondheidspatroon: waarnemen, denken, voelen

N. van Halem
S. Borkus
L. Petersen

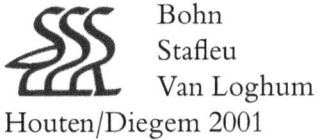

Bohn
Stafleu
Van Loghum
Houten/Diegem 2001

© 2001 Bohn Stafleu Van Loghum, Houten
Alle rechten voorbehouden. Niets uit deze uitgave mag worden verveelvoudigd, opgeslagen in een geautomatiseerd gegevensbestand, of openbaar gemaakt, in enige vorm of op enige wijze, hetzij elektronisch, mechanisch, door fotokopieën, opnamen, of enig andere manier, zonder voorafgaande schriftelijke toestemming van de uitgever.

Voorzover het maken van kopieën uit deze uitgave is toegestaan op grond van artikel 16b Auteurswet 1912 j° het Besluit van 20 juni 1974, Stb. 351, zoals gewijzigd bij Besluit van 23 augustus 1985, Stb. 471 en artikel 17 Auteurswet 1912, dient men de daarvoor wettelijk verschuldigde vergoedingen te voldoen aan de Stichting Reprorecht (Postbus 882, 1180 AW Amstelveen). Voor het overnemen van (een) gedeelte(n) uit deze uitgave in bloemlezingen, readers en andere compilatiewerken (artikel 16 Auteurswet 1912) dient men zich tot de uitgever te wenden.

ISBN 90 313 3151 1
NUGI 750
D/2001/3407/185

Omslagontwerp en vormgeving: Studio Imago, Amersfoort
Foto's: Hans Oostrum, Den Haag

Eerste druk, 2001

Bohn Stafleu Van Loghum
Het Spoor 2
3994 GA   Houten

Kouterveld 2
1831 Diegem

www.bsl.nl

Woord vooraf

Zonder jou zijn we nergens

Werken in de zorg is boeiend, afwisselend en uitdagend.
Werken in de zorg is soms ook zwaar, emotioneel en soms ondankbaar.
Werken in de zorg is vooral op een actieve manier omgaan met mensen, die voor de dagelijkse zorg voor een belangrijk deel op jou zijn aangewezen.
Dat vraagt nogal wat van je. Je moet zelfstandig en zorgvuldig kunnen werken, maar ook overleggen en samenwerken in teamverband. Je moet geduldig, creatief en volhardend zijn, maar ook je kunnen inleven in de zorgen van mensen met zeer verschillende achtergronden, normen en waarden.
De methode *Zorggericht* wil net zo actief, boeiend, afwisselend en uitdagend zijn als de beroepspraktijk zelf. Daarom sta jij in deze methode in het middelpunt van het leren. Vanaf de start speel je een actieve rol. Aan de hand van levensechte voorbeelden uit de beroepspraktijk (casussen) voer je allerlei gevarieerde opdrachten uit, vaak zelfstandig, maar ook in groepsverband. Op school, in het open leercentrum, bij het practicum, maar ook op het werk of tijdens de stage. Je staat er niet alleen voor.
De school, de zorginstelling en de docenten zorgen voor een uitdagende leeromgeving, waar je met plezier naartoe gaat.
In de methode *Zorggericht* ben je zelf verantwoordelijk voor je leerresultaten.
Neem die verantwoordelijkheid!

Veel succes.

De redactieraad

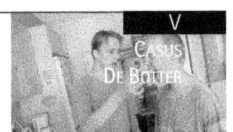

Redactionele verantwoording

Zorggericht heeft gekozen voor een concept van leren en onderwijzen, waarin de deelnemer wordt geactiveerd individueel of in een groep sturing te geven aan het leerproces. De deelnemer bepaalt 'mede' wat er gedaan wordt, hoe er gewerkt wordt, welke resultaten behaald moeten worden en hoe er feedback wordt gegeven. In dit leerconcept is motivatie een belangrijke voorwaarde voor het ontwikkelen van zelfregulerende vaardigheden door de deelnemer. Hierin ligt ook een belangrijke rol voor de leerkracht: het scheppen van een aantrekkelijke, van de beroepspraktijk afgeleide, leeromgeving waarin de deelnemer wordt uitgedaagd zelf initiatieven te nemen en zelf verantwoordelijkheid te dragen. De traditioneel sturende rol van de leerkracht maakt plaats voor een begeleidende, coachende en stimulerende rol.

Een deelnemer die zelfstandig leert kan:
- kennis en vaardigheden opnemen, integreren en toepassen (cognitieve activiteiten);
- zijn eigen leerproces (mede)organiseren (zelfregulerende activiteiten);
- zijn motivatie bij het leren vergroten (affectieve activiteiten);
- de verschillende leeractiviteiten in toenemende mate zelfstandig of samen, zonder sturing van de leerkracht uitvoeren.

Zelfstandig leren is naast een visie op leren en onderwijzen ook een proces van toegroeien naar dat zelfstandig leren. Dit vraagt om een procesgerichte methodiek van instructie en begeleiding. De methodiek van procesgerichte instructie en begeleiding krijgt als volgt vorm:
- het aanbieden van de leerstof in de vorm van casussen, die kernproblemen representeren uit de beroepspraktijk, waarbij elke casus is opgebouwd volgens een vast stramien van oriënteren, uitvoeren en terugkijken.
- het verwerken van de leerstof op drie niveaus:
  - informatie opnemen (o);
  - informatie integreren (i);
  - informatie toepassen (t).
- een mix aan gevarieerde, activerende werkvormen die de leerlingen uitdagen tot een zelfstandige en actieve verwerking van de leerstof, en reflectie op het leerproces.

De kernproblemen en sleutelkwalificaties uit de beroepspraktijk van helpenden, verzorgenden en verpleegkundigen vormen het uitgangspunt voor de leerstof van *Zorggericht*. De casussen zijn niet geordend naar deelkwalificaties, maar op basis van beroepslogica. Dit betekent dat in elke casus meerdere deelkwalificaties aan bod komen. Wat dit betekent voor de vijf casussen voor de generieke fase van kwalificatieniveau 3, is in de matrix af te lezen.

De redactieraad staat open voor ervaringen en suggesties van gebruikers.

Boeken voor de basisfase van kwalificatieniveau 3

Casus 1: Nienke den Hoed Setting: Thuiszorg, kraamverzorging Zorgvrager: Kraamvrouw, baby, peuter Cluster: Gezond zijn en blijven		Casus 2: Mevrouw Den Akker Setting: Verzorgingshuis/aanleunwoning Zorgvrager: Geriatrische zorgvrager Cluster: Voeding en uitscheiding		Casus 3: De heer en mevrouw Grant Setting: Thuiszorg Zorgvrager: Chronisch zieke Cluster: Levensritme		Casus 4: De Botter Setting: Leefgroep Zorgvrager: Verstandelijk gehandicapten Cluster: Waarnemen, denken, voelen		Casus 5: Jeroen de Nijs Setting: Wooncentrum Zorgvrager: Lichamelijk gehandicapte Cluster: Samenleven	
202.01		202.04	04 t/m 06	202.01		202.02	05		
202.02	01, 02 en 05			202.02	01, 03 en 04	202.03			
202.03				202.04	01 t/m 03	202.05	01 t/m 05		
202.04	01 t/m 04			202.06	01 t/m 05				
202.05	03			202.07					
202.06	01 en 02								
202.07									
204.01	01 t/m 05, 07 en 08	204.02	01, 02 en 05	204.02	01 t/m 03	204.01	06	204.03	01 t/m 07
204.05	01, 02 en 06	204.05	01	204.05	01	204.02	04		
				204.06		204.04	01 t/m 05		
						204.05	01 t/m 06		
		206.01				206.03	01 en 02	206.01	
		206.02	01 en 02					206.03	03
		206.03	04					206.04	01 t/m 04
301.01	01 t/m 03	301.01	01 t/m 03	301.01	01 t/m 02	301.01	01 t/m 03	301.01	01 t/m 03
301.02	01 en 02	301.02	01	301.03	01 t/m 04	301.05	01 en 02	301.02	01 t/m 04
		301.03	01 t/m 04	301.04	01 en 02	301.06	01 t/m 05	301.03	01 t/m 04
				301.05	01 en 02			301.04	01 en 02
								301.05	01 en 02
302.02	01 en 02	302.01		302.01		302.09	01 t/m 04	302.06	01 t/m 03
302.03	01 en 04	302.02	01 t/m 03	302.02	01 t/m 05	302.11		302.02	05 en 06
302.04	01 en 05	302.03	02 en 04	302.03	01 t/m 03	302.14	05	302.04	02
302.12	01, 04 en 07	302.04	01 en 03	302.04	01, 04, 06, 07, 09			302.05	01 t/m 04
302.14	01 t/m 02	302.09	01	302.05	02 en 03			302.12	01, 02, 03, 05, 06, 08, 11
		302.10	01 en 02	302.07	01 en 02			302.15	
		302.12	01 t/m 04, 10	302.08					
		302.15		302.12	09 en 10				
				302.13					
				302.15					
303.01		303.03	01 t/m 03	303.04	04 t/m 06	303.04	04 t/m 06	303.02	03 en 04
303.02	01 t/m 04							303.04	01 t/m 04, 07
305.05	02	305.05	01 t/m 04	305.05	02	305.01	01 t/m 07		
						305.02	01 t/m 03		
						305.03	01 t/m 03		
						305.04	01 en 02		
						305.05	01		
		307.01	02						
		307.03	01 t/m 06						

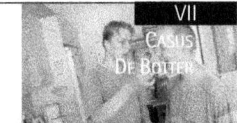

Inhoud

Pagina V		Woord vooraf
Pagina VI		Redactionele verantwoording
Pagina 1		Casus De Botter
Pagina 9		Oriëntatie op de casus
Pagina 11		Planning van de casus
Pagina 12	Leertaak 1:	De zorgsetting
Pagina 20	Leertaak 2:	Goed verzorgd
Pagina 26	Leertaak 3:	Van je collega's moet je het hebben!
Pagina 31	Leertaak 4:	Zorg voor medicijnen
Pagina 37	Leertaak 5:	Assertiviteit en ongewenste intimiteiten
Pagina 50	Leertaak 6:	Omgaan met fysieke agressie
Pagina 59	Leertaak 7:	Plannen, evalueren en rapporteren
Pagina 74	Leertaak 8:	Vrijwilligerswerk en de sociale werkplaats
Pagina 78	Leertaak 9:	Eerste hulp bij calamiteiten
Pagina 86	Leertaak 10:	Overleg en spoedoverleg
Pagina 92	Leertaak 11:	Conflicten en onderhandelen
Pagina 105		Evaluatie van de casus
Pagina 106		Literatuur

Casus De Botter

Het is al broeierig warm als Sandra het terrein van De Haven opkomt voor een vroege dienst. Ze werkt als groepshoofd in een tehuis voor verstandelijk gehandicapten. De Haven is een grote woonvoorziening, die naast een centraal gelegen gebouw bestaat uit losse paviljoens met <!-- tekst deels onleesbaar --> Sandra werkt met jong volwassenen die func op een midden tot hoog ni het paviljoen waar de groep heet De Botter.

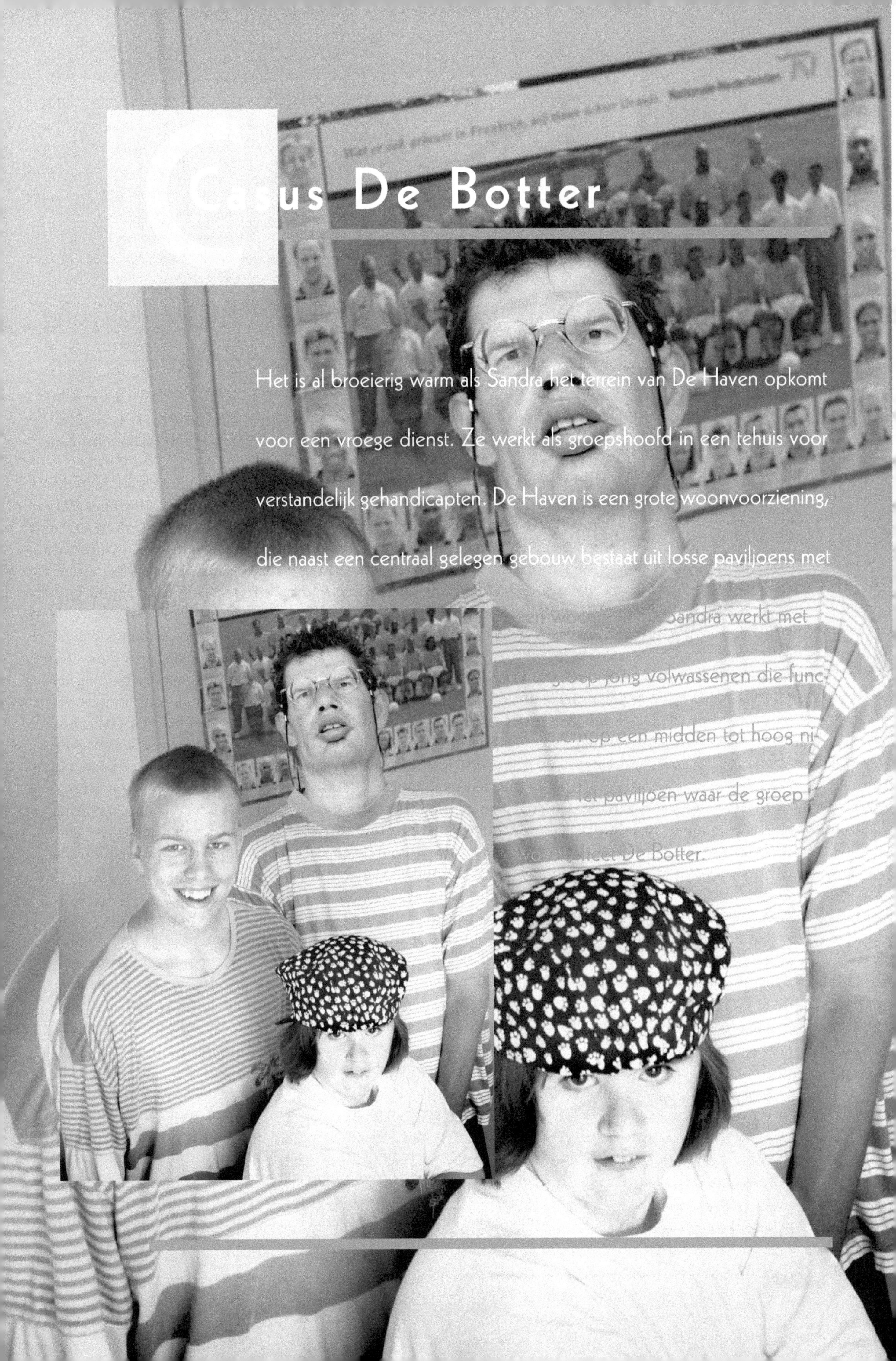

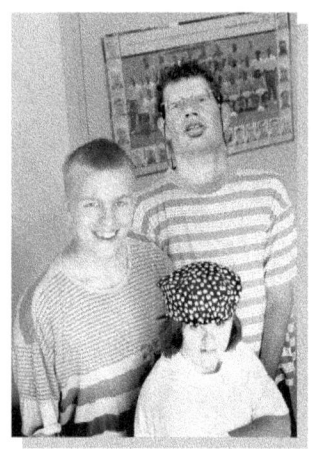

In deze casus maak je kennis met de volgende mensen:
- **bewoners:** Cheriel (17 jaar), Rebecca, (18 jaar) Jeroen, (23 jaar), Kees (20 jaar), Henk (19 jaar), Joachim en Bart (beiden 18 jaar).
- **teamleden:** Sandra, David, Klaas, Nicole, Daan, Maria (teamlid van een andere groep)
- **huishoudelijke hulp:** Reinie
- **stagiaires:** Johanna (verzorgende, niveau 3), Femke (verzorgende IG), Emiel (verpleegkundige, niveau 4)
- **vrijwilliger:** Karel.

Een warme zomer

Sandra werkt nu drie jaar bij De Botter als groepshoofd. Ze heeft destijds gesolliciteerd naar deze functie omdat de bewonersgroep haar aansprak. De complexe situaties die kunnen ontstaan omdat enkele bewoners gedragsproblemen hebben, leek haar een uitdaging.

Vol goede moed zet Sandra haar fiets in de standaard en meldt zich bij de nachtdienst. Wakker wordend met een kop koffie leest ze het nachtrapport: gelukkig heeft Rebecca goed geslapen ondanks het feit dat ze vandaag gaat verhuizen. De ouders van Rebecca zijn uiteindelijk tot dit besluit gekomen, na veel gesprekken ook met de maatschappelijk werker die Sandra had ingeschakeld. Het botste steeds meer tussen de ouders en de groepsleiding over de normen en waarden die in de groep gebruikelijk waren. Rebecca leek daar nogal onzeker van te worden.

De Haven is een woonvorm voor alle gezindten. Op de groep wordt wel gebeden en gedankt voor en na de maaltijden (tenminste voor wie dat wil). De ouders van Rebecca hebben erg veel moeite met enkele opvattingen van de groepsleiding en de afspraken die binnen de groep gelden. Zo vinden de ouders van Rebecca het niet goed als Rebecca op zondag mee helpt met koken of dat vrouwelijke groepsleiding in de zomer in een korte broek loopt. Nu is Rebecca ook nog verliefd geworden op Jeroen, een groepsgenoot. Met Rebecca, Jeroen en de groepsleiding zijn hierover serieuze gesprekken gevoerd. Er zijn afspraken gemaakt om de relatie in goede banen te leiden, maar de ouders van Rebecca verbieden haar om met Jeroen om te gaan. Uiteindelijk beslissen de ouders voor Rebecca. Ze verhuist vandaag naar huize Hebron, een tehuis met een zelfde christelijke achtergrond als de ouders van Rebecca.

Het ochtendritueel

Als Sandra en haar collega de groep op komen, is Jeroen net uit bed. Hij kijkt stug voor zich uit en groet niet. Op het moment dat Sandra hem passeert kijkt hij haar verdrietig aan. Ze slaat een arm om hem heen en vraagt hem hoe hij zich voelt. "Verdrietig", zegt hij en loopt snel bij haar vandaan. Sandra zegt dat ze het knap vindt dat hij dit durft te zeggen. David, haar collega, helpt daar waar nodig de bewoners bij het douchen en aankleden. Zo is er Henk, die steevast elke morgen zegt dat hij zijn trui niet aan kan krijgen. Maar dan krijgt hij steeds weer te horen dat hij het toch eerst zelf moet proberen. Vijf minuten later komt hij trots als een pauw de groep op met de mededeling: "Wat ziet die Henk er weer netjes uit". Intussen leest Sandra nog eens de overdracht van Rebecca voor huize 'Hebron'. Jeroen dekt de tafel, het is zijn taak deze week. Cheriel, een meisje van wie de ouders nog voor haar geboorte uit Turkije naar Nederland zijn gekomen, komt keurig aangekleed bij de groep. Ze woont nu zo'n twee jaar op de groep en werkt overdag in een gezin aan de rand van het dorp. Ze helpt daar mee in de huishouding bij een oud-collega van Sandra. Cheriel is een zeer bedrijvig meisje, dat dui-

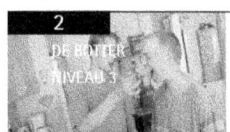

delijke grenzen nodig heeft. Ze doet vaak de groepsleiding na, wat nog wel eens wat spanningen geeft bij de andere bewoners. Ze slaat direct een arm om Jeroen en zegt: "Jeroen, zal ik anders je vriendin worden?" Jeroen slaat haar arm weg waarop Cheriel hem niet-begrijpend aankijkt. Cheriel gaat demonstratief aan het eind van de tafel zitten. Ze heeft op haar gezicht dezelfde standvastige trek die haar vader soms heeft. Hij zegt dat Cheriels handicap niets met een lichte hersenbeschadiging heeft te maken. Steevast beweert hij dat het een tijdelijke straf is van Allah en dat Cheriel echt wel weer beter wordt. Cheriel vindt dit zelf ook, ze blijft dit standpunt steeds herhalen. De laatste tijd wil ze vaak horen waarom zij geen groepsleidster kan worden.

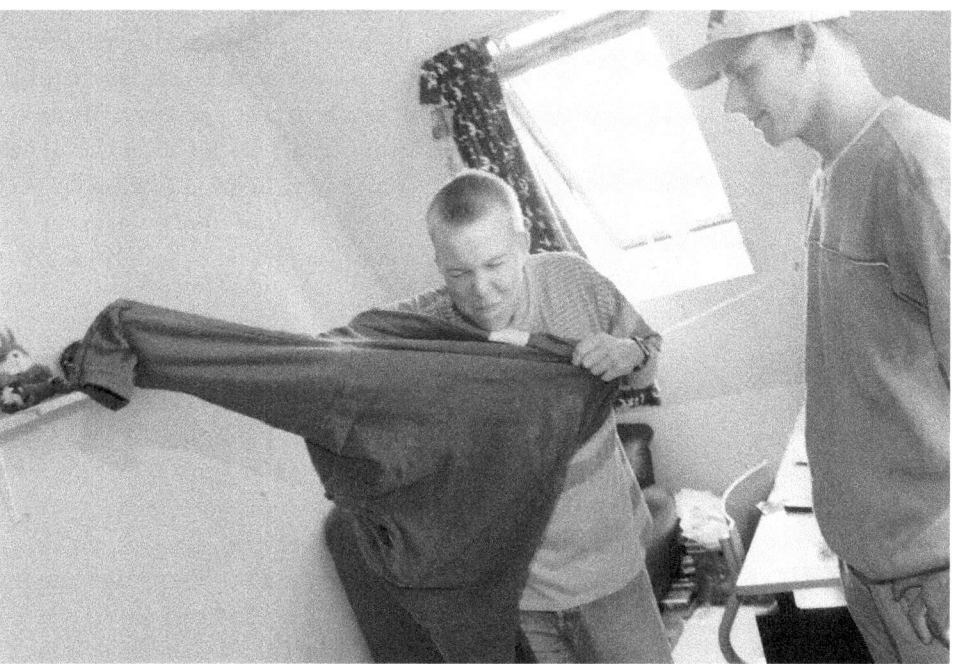

Henk probeert zelf zijn trui aan te trekken.

Aan het werk

Na het ontbijt gaan Joachim en Henk naar de sociale werkplaats. Joachim op de fiets en Henk, vanwege zijn regelmatig terugkerende aanvallen van epilepsie, met het busje dat hem en een aantal andere bewoners komt halen.

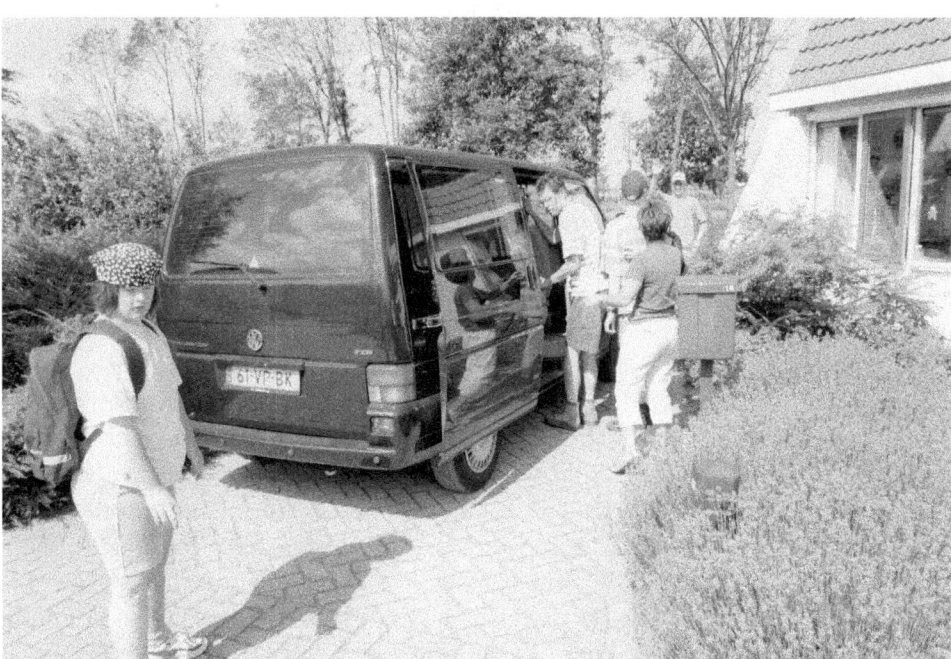

Met de bus naar de sociale werkplaats.

Sandra brengt Kees naar De Tjalk, een plaats voor dagbesteding op het instellingsterrein van De Haven waar dingen van hout gemaakt kunnen worden. Kees is een bijzondere jongen, zoals zijn moeder altijd zegt: "Wat zijn ogen zien, kunnen zijn handen maken". Kees is een licht contactgestoorde, slechthorende jongen. Hij gaat altijd onder begeleiding over het terrein. Niet ter bescherming van anderen, maar voor zichzelf. Soms is er iets op het terrein dat Kees bang maakt. Dan blijft hij stokstijf staan en gromt hij boos. Als je dan niet snel zorgt dat je Kees op de grond legt en zijn armen op de grond drukt, bijt hij zijn hele hand stuk. Zijn hand is al verschillende keren gehecht. Soms heeft Kees perioden dat hij niet langs de rode tractor van de kinderboerderij durft. Een andere keer loopt hij er 'straal' langs. In de zorgplanbespreking van vorige week is afgesproken om gehurkt bij Kees op de grond te gaan zitten, zijn armen stevig beet te pakken en zelf de andere kant op te kijken. Diverse groepsleden hebben namelijk al aangegeven onzeker en bang te worden als ze Kees aankijken. Wanneer je de spanning voelt verminderen, kun je weer contact zoeken met Kees en je weg vervolgen. Volgens de orthopedagoog voelt Kees zich veiliger als je hem niet aankijkt. Het team is hier niet van overtuigd maar wil het wel proberen. Over een maand zullen de groepsleiders hierop terugkomen. Als het nodig is, wordt het zorgplan bijgesteld.

Een teambespreking

's Middags, wanneer Rebecca met haar ouders is vertrokken, is er een teambespreking. Ze hebben het eerst nog even over Rebecca. Femke, een tweedejaars leerling, heeft het er erg moeilijk mee. Aarzelend vertelt ze het zelf ook moeilijk te vinden om haar eigen weg te gaan. Ze komt uit een zeer gelovig en beschermd milieu. Ze had het er moeilijk mee wanneer Rebecca en Jeroen naast haar op de bank zaten te zoenen; ze begreep niet dat niemand er wat van zei. Klaas, normaal een zeer evenwichtige, rustige collega, zegt nogal kortaf: "Ach ja, zo zie je maar weer, als je even buiten je eigen kring komt, zie je nog eens wat van de wereld." De spanning is te snijden. David schenkt nog eens koffie in en zegt: "Zullen we dit onderwerp even laten rusten, ik denk dat we allemaal wat uit ons doen zijn." David is de werkbegeleider van Femke. Hij zegt dat hij er op een rustiger moment nog eens met haar over zal praten. Hij zal Rebecca erg missen en niet alleen om haar lekkere koffie, zegt hij. Iedereen weet wat hij bedoelt. Rebecca zette altijd de koffie als David dienst had omdat hij een keer had gezegd nog nooit zulke lekkere koffie te hebben gedronken.

Sandra noemt het tweede agendapunt, het regelmatig sneuvelen van het serviesgoed. Bij conflicten wordt er door Cheriel en Henk nog al eens gegooid. Sandra stelt voor over te gaan op onbreekbaar spul. Loes, een collega die al zes jaar op de groep werkt, vindt dit nogal voorbarig. Bovendien vindt ze het niet terecht de anderen er de dupe van worden. Sandra geeft als argument dat het zo wel erg veel geld kost en dat ze dat liever voor andere zaken uitgeeft. Bovendien is er tegenwoordig mooi onbreekbaar spul te koop. Ze besluiten toch over te gaan op het onbreekbare serviesgoed. Loes heeft wel bedongen dat zij met Reinie, de huishoudelijke hulp van de groep, gaat kijken wat er zoal te koop is. Ze krijgen het nog over de aankleding van de groepsruimten. Het is allemaal al een paar jaar oud en wat kinderlijk. De bewoners zijn inmiddels ouder geworden. Ze besluiten een lijst op te hangen voor ideeën en er vanavond aan tafel met de bewoners over te praten. Sandra en Nicole zullen nagaan tot hoever het budget reikt.

Als de vergadering bijna is afgelopen, meldt Daan, een van hun collega's, zich telefonisch voor de volgende dag ziek. Iedereen kijkt geïrriteerd maar er wordt niets gezegd, het is de laatste tijd steeds raak. Om de haverklap meldt iemand zich ziek en ze hebben nog een vacature. Sandra vraagt of Nicole morgen wil werken.

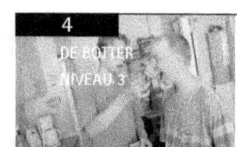

Deze geeft aarzelend toe, kan ze weer niet met haar zus winkelen. Dit is nu al de tweede keer dat ze het moet verzetten.

Nieuwe kleren voor Henk?

De volgende dag probeert Nicole voor de derde keer deze week de zus van Henk te bereiken. Henk heeft nieuwe zomerkleding nodig en nieuwe schoenen. Zijn zus is curator geworden na de dood van hun ouders. Ze heeft nogal vinnig gezegd zelf kleding met Henk te willen kopen omdat ze het bedrag in de begroting te hoog vindt. Henk heeft zelf zijn zus ook al een paar keer gebeld. Zijn zus maakt dan een afspraak maar komt vervolgens niet opdagen. Als Nicole geen gehoor krijgt, besluit ze de maatschappelijk werker te bellen. Ze geeft aan dat ze niet weet wat ze hier mee aan moet en dat ze ontevreden is over de manier waarop de zus van Henk met afspraken omgaat. Ze besluiten dat de maatschappelijk werker nog deze week telefonisch of schriftelijk contact zal zoeken met de zus om een gesprek te plannen. Nicole ziet best tegen dat gesprek op, maar ze is van plan duidelijk te zeggen dat het voor Henk onbegrijpelijk is dat zijn zus een afspraak maakt en vervolgens niet komt. Toen ze vorige week zou komen, heeft Henk anderhalf uur voor het raam gestaan. Hij wilde niet eens een spelletje tafelvoetbal meedoen, terwijl hij toch de kampioen van de groep is.

Altijd die was...

Nicole gooit nog een donkere was in de wasmachine. De zakken met vuil beddengoed en de zware zak met natte handdoeken brengt ze naar het washok. Om elf uur komt een bedrijf de was ophalen en schoon goed afleveren. Nicole vindt dit een van de minst prettige taken. Ze moet al dat schone linnengoed in de kasten leggen en ze heeft alweer gezien dat het een puinhoop is. Gisteren is het er blijkbaar zo in gepropt. Ze kan zich hier zo aan ergeren, ze heeft daar al vaak wat over gezegd, maar niets helpt. Vooral als er een mannelijke collega heeft gewerkt, is het een puinhoop. Reinie, de huishoudelijke hulp, stofzuigt alvast de huiskamervloer. De schoonmaakdienst kan dan met een groot apparaat de vloer blokken, zodat die weer glimt. Ze drinken samen een kop koffie en nemen de boodschappenlijst door. Reinie haalt straks de boodschappen in het winkeltje op het terrein. Als er tijd voor is, gaat ze ook wel eens met een van de bewoners naar de supermarkt, omdat het daar goedkoper is. Ze laat de bewoners zelf de spullen kopen, maar houdt het wel in de gaten. Ze maken er dan een klein uitje van. Het mooiste is als ze thuis bij Reinie nog iets gaan drinken.

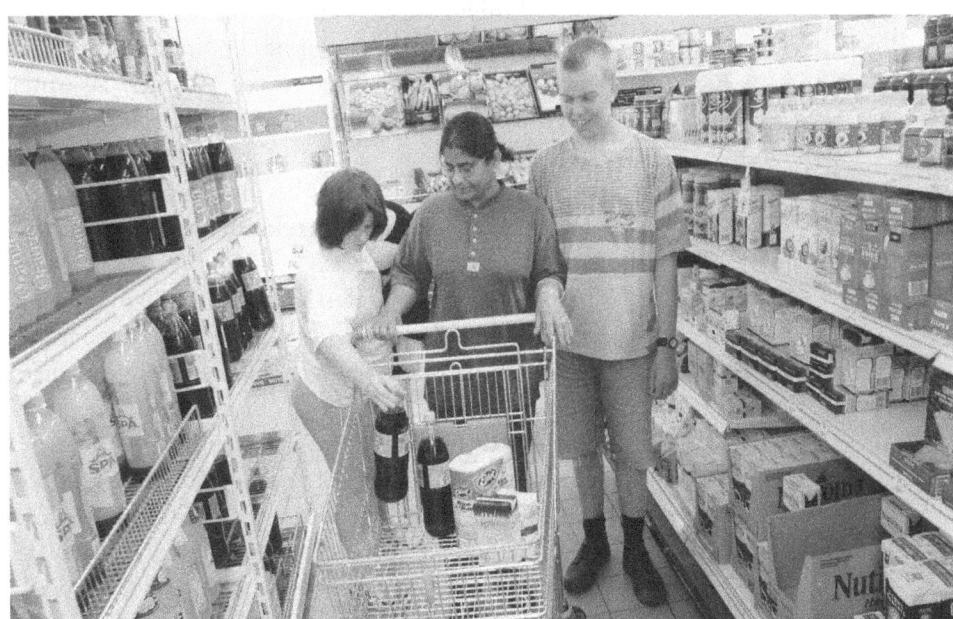

Naar de supermarkt is een uitje voor de bewoners.

Een nieuwe bewoner

Twee weken later komt de definitieve beslissing dat er een nieuwe bewoner bij de groep komt wonen. Sandra vertelt haar collega's over het kennismakingsgesprek dat ze heeft gevoerd met Bart en zijn ouders. Bart is het jongste kind uit het gezin, hij heeft nog twee oudere zussen. Bart is vooral door zijn moeder verzorgd. Volgens de vader van Bart is zijn moeder nogal beschermend. Ze neemt Bart zelfs het kleinste beetje verantwoordelijkheid uit handen. Bart kan redelijk lezen en schrijven maar wordt nog altijd door zijn moeder aangekleed. Om moeder wat te ontlasten kreeg ze hulp van de thuiszorg, maar de thuiszorg kon dit niet meer aan door de onvoorspelbare buien van Bart. Omdat Bart de laatste tijd 's nachts vaak wakker was en in het huis liep rond te spoken, werd het voor zijn moeder te zwaar. Zeker omdat zij ook hele nachten op was. Ze durfde Bart niet alleen te laten. Bart is eerst ter observatie in een dagverblijf geweest. Daar denkt men dat Bart veel meer kan dan hij laat zien als hij meer ruimte en begeleiding zou krijgen. De maatschappelijk werker van het dagverblijf en de vader van Bart hebben ten slotte op deze opname in De Botter aangedrongen. Tijdens het gesprek houdt zijn moeder de hand van Bart krampachtig vast. Als Bart wil opstaan, staat moeder ook op.

Besloten wordt dat David en Johanna de opname zullen voorbereiden en Bart zullen ontvangen. Johanna is de nieuwe stagiaire verzorgende en werkt nu twee weken op de groep. 's Middags vertelt Sandra de andere bewoners dat er een nieuwe jongen bij hen komt wonen. Cheriel vraagt gelijk of hij al verkering heeft. Hierop zegt Sandra dat Cheriel dit maar zelf aan Bart moet vragen. Jeroen vraagt zich hardop af, hoe het met Rebecca gaat.

Als haar dienst er op zit en Sandra iedereen gedag zegt, besluit ze morgen eerst uit te slapen en lekker te genieten van haar vrije dagen.

Koffietijd

Johanna en Karel, een vrijwilliger die 's avonds nogal eens komt helpen sinds hij in de WAO is geraakt vanwege een hernia, zullen er ook zijn. Emiel werkt sinds een week op de groep. Het is zijn eerste groep met bewoners van dit niveau. Hij vindt het wel spannend, zo'n groep met veel dynamiek en conflicten. Hij begrijpt niet waar David zich druk om maakt als hij vraagt of Emiel dit wel aankan. Emiel is een grote, stevige vent die niet zo snel van zijn stuk gebracht wordt. Emiel komt de volgende avond ontspannen binnen en begint enthousiast aan zijn werk.

Het is Johanna's derde avonddienst. Ze vond het niet zo leuk toen ze hoorde dat ze met Emiel zou werken. Ze vindt dat hij te veel bravoure heeft en te populair doet. Hij noemde haar van het begin af nooit bij haar naam, maar altijd 'vrouwtje' of 'schoonheid'. Ook nu weer. Terwijl ze samen in de keuken bezig zijn, slaat hij een arm om haar heen en zegt: "Zo schone keukenprinses, zullen wij eens even wat lekkers maken." Ze duwt wrevelig zijn arm weg, waarop Emiel zegt: "Kom, niet zo verlegen hoor, zo ben ik nu eenmaal, daar moet je maar aan wennen." Johanna voelt zich nog onzekerder worden en zou er heel wat voor over hebben als de avond voorbij was.

Vlak voor het avondeten pakt Emiel de avondmedicatie en deelt deze uit als iedereen aan tafel zit. 's Middags heeft hij deze met de middagploeg al uitgezet en nagekeken. Na het eten, als iedereen net voor de buis zit en Johanna koffie heeft gezet, gaat de telefoon.

Het is Bart's moeder die wil weten hoe het gaat. Emiel praat een poosje met haar en gebaart naar Jeroen dat hij de koffie op tafel moet zetten. Als Emiel de telefoon heeft opgehangen en Jeroen net de koffiepot op tafel wil zetten, pakt Bart boos de afstandbediening af van Cheriel. Hij stoot daarbij tegen Jeroen aan, die de pot laat vallen. De koffie vliegt overal heen, ook over het been van Henk. Die gilt het uit van de pijn. Cheriel gilt dat Bart de afstandbediening terug moet geven. Bart rent door de openslaande deuren naar buiten, tuin in. Emiel rent achter hem aan en schreeuwt tegen Bart: "Zo gaan we niet met elkaar om in de groep. Niet jij bepaalt de regels, maar ik." Bart wordt steeds bozer en begint met zijn hoofd tegen de buitendeur te bonken. Ondertussen knielt Johanna bij Henk neer. Henk ligt helemaal verkrampt en begint vreselijk te schokken. Hij heeft van schrik een epileptisch insult gekregen. Johanna kijkt naar Henk en jammert: "Wat moet ik nu doen?" Ze weet wel vanuit de theorie dat het een insult is, maar ze heeft het nog nooit in het echt gezien. Ze vindt het doodeng. Cheriel gilt: "Help, epilepsie, epilepsie! Emiel, Emiel kom!" Maar Emiel komt niet. Hij staat nog steeds buiten tegen Bart te vertellen, eigenlijk te schreeuwen, dat hij rustig moet worden. Kees loopt de hele tijd zenuwachtig heen en weer, bijtend op zijn handen. "Druk op de knop, druk op de knop," zegt Cheriel, "druk op de knop". Ze trekt Johanna mee naar de keuken waar de knop zit. Johanna drukt op de knop en binnen twee minuten staan er twee collega's van een andere groep. Maria, de eerste van de twee, overziet de situatie en knielt bij Henk neer. Ze vraagt aan Johanna hoe lang hij al in deze toestand is. Het blijkt al meer dan vijf minuten te zijn. Maria geeft Henk medicatie om uit de toeval te komen en overlegt intussen met haar collega, die Kees al op de bank heeft gekregen. Maria vraagt om Emiel binnen te vragen. Als Emiel met een zichtbaar zeer timide Bart terugkomt op de groep, weet hij niet wat hij ziet. Hij heeft niet eens in de gaten gehad dat Henk de hete koffie over zich heen kreeg. Maria vraagt aan Emiel om haar te helpen Henk onder de lauwe douche te zetten. Emiel blijft bij Henk terwijl Maria het avondhoofd belt en om een dokter vraagt. Haar collega probeert zo goed en zo kwaad als het gaat om de andere bewoners gerust te stellen. Zeker Cheriel, die maar blijft herhalen dat ze al bijna groepsleider is en toch zeker Henk moet helpen. Ze laat haar voor elke bewoner een glas fris inschenken en zegt blij te zijn met haar hulp. Als de arts naar het been van Henk kijkt, valt het gelukkig nogal mee. Hij krijgt iets tegen de pijn en wordt op bed gelegd. Na een half uur is het weer redelijk rustig. Emiel gaat 's avonds heel laat weg. Voor hij alles heeft opgeschreven in het rapport gaat er heel wat tijd voorbij en van zijn bravoure is weinig meer over. Hij is blij dat de verwondingen van Henk meevallen. Hij vindt het erg moeilijk om de ouders van Henk in te lichten en is blij dat het avondhoofd dit van hem overneemt. Hij denkt terug aan de flinke kritiek die Maria op hem had. Hij weet nog de exacte woorden die ze tegen hem zei. Het moeilijkste is dat hij denkt dat ze best wel gelijk kan hebben. Ze vond dat hij op een belachelijke autoritaire manier had staan schreeuwen tegen Bart. Ze begreep absoluut niet dat hij van de groep was weggegaan en Johanna daar alleen had gelaten. Waarom had hij niet meteen op de bel gedrukt?

| Het valt nog niet mee | De volgende dag wordt er met spoed een multidisciplinair teamoverleg ingelast en de hele avond passeert nogmaals de revue. Emiel, die deze nacht bijna geen oog heeft dichtgedaan, bekent dat hij de situatie niet goed heeft ingeschat. Hij heeft ondervonden dat hij echt wel wat ervaring moet opdoen om de verantwoordelijkheid te kunnen dragen voor deze groep. David voelt zich verantwoordelijk over het gebeurde. Hij had al z'n twijfels bij de bezetting van die avond. Hij vindt dat niemand de zwarte piet toegeschoven kan krijgen maar dat er beter gekeken kan worden hoe het probleem van te weinig gekwalificeerd personeel structureel is op te lossen. Sandra beargumenteert nog eens het standpunt van het team dat het onverantwoord is om met te weinig personeel een groep draaiende te houden. Bovendien moet men stagiaires geen verantwoordelijkheden geven die ze niet aankunnen. |

Iedereen is het ermee eens. Er zullen snel maatregelen genomen moeten worden.

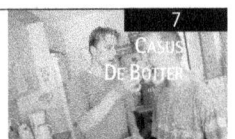

Sandra zal op een later tijdstip met Emiel de avond nog eens doornemen en leerdoelen bespreken waar hij nog flink aan zal moeten werken. Emiel wil het er zelf over hebben hoe je het beste met gedragsproblemen kunt omgaan zonder machtsvertoon, want hij heeft wel ontdekt dat schreeuwen ook niet echt helpt.
Na een week krijgen ze bericht dat er tijdelijk, tot de vacature is opgevuld, een ervaren collega van een andere groep De Botter komt versterken.
In de tweede week dat Bart in de groep woont, is er een late dienst te weinig voor de volgende dag. Emiel biedt zich aan.

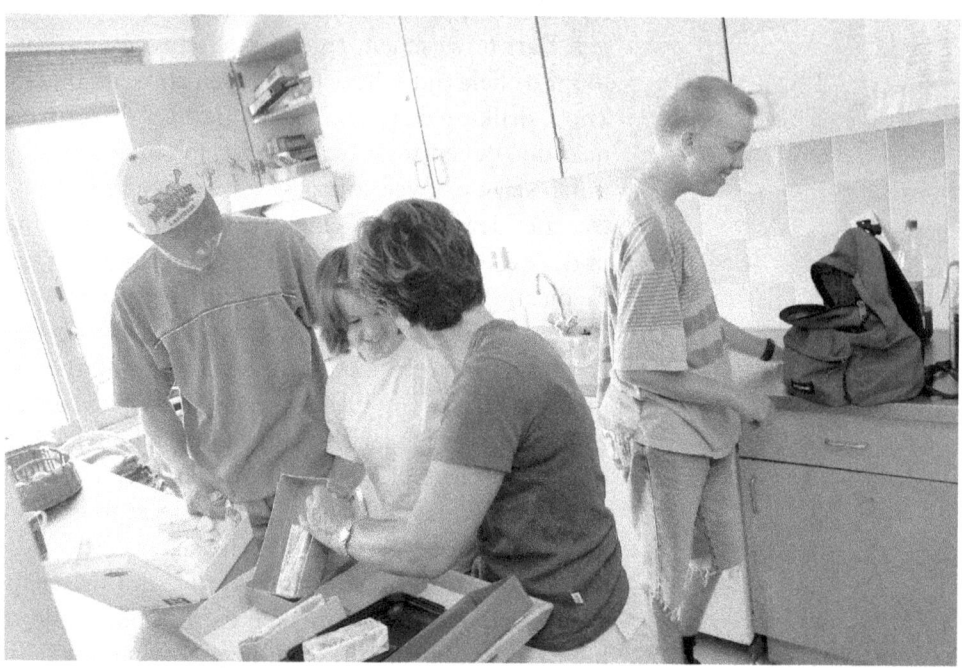

David, Cheriel, Nicole en Henk pakken de spullen in voor een dagje naar de dierentuin.

De rust is weergekeerd

Na twee maanden, als iedereen redelijk is ingewerkt en een langdurig zieke collega weer voor halve dagen werkt, gaan ze met de hele groep een dag naar de dierentuin. Nicole en David maken met de hulp van Cheriel de lunchpakketten klaar met de spullen die ze 's morgens hebben gehaald.
Sandra verzamelt alle medicatie en doet deze in een tas, samen met het geld.
Jeroen vraagt of Sandra het adres nog heeft van Rebecca want hij wil haar een kaart van de dierentuin sturen.
Als iedereen klaar is, gaan ze naar buiten, waar het busje al klaar staat. Sandra hoort Emiel met zijn donkere basstem roepen: "Kom lui, instappen, we gaan." Ze hoort Cheriel op dezelfde toon als Emiel: "Ja lui, instappen, ik heb de EHBO-tas, moet er nog iemand plassen?" Kees gaat voor de derde keer naar het toilet. Hij is altijd wat zenuwachtig voor een dagje uit. Als Kees dan uiteindelijk ook zit, sluit Sandra de deur en stapt in het busje. Ze zet gelijk het lied in 'We gaan nog niet naar huis'. Daarop zegt Cheriel: "Nee, natuurlijk niet, we gaan toch zeker ook nog wel naar McDonalds?"

Oriëntatie op de casus De Botter

De leefgroep De Botter staat in de instelling bekend als een 'dynamische' groep. De groepsleden zijn jong volwassenen en het ontwikkelingsniveau varieert van midden tot hoog niveau. Het is een gemengde groep en bestaat, na de verhuizing van Rebecca, uit een meisje en vijf jongens. Naast epilepsie doen zich communicatie- en gedragsproblemen voor, waardoor het accent in de zorg komt te liggen op intensieve begeleiding.

Als je als (leerling)verzorgende op een groep als De Botter komt te werken, dan vraagt dat van jou veel verschillende soorten vaardigheden. Deze groep voert een zelfstandige huishouding. Er zal bijvoorbeeld gekookt en gewassen worden en boodschappen moeten worden gedaan. Je zult de redzaamheid van de zorgvragers hierin moeten stimuleren. Ook zul je bij ongevallen eerste hulp moeten kunnen bieden. Bovendien wordt er in een groep samengeleefd en binnen dat samenleven doen zich allerlei groepsprocessen voor waarin jij een begeleidende taak hebt. Sommige zorgvragers gaan naar het dagverblijf, anderen naar de sociale werkplaats en het kan tot jouw taak behoren om de communicatie met zorgverleners buiten de leefgroep te onderhouden. Werken met verstandelijk gehandicapten betekent ook dat je in een team moet kunnen werken. Bovendien is dat team afhankelijk van allerlei regels, voorschriften en (o.a. economische) beperkingen die gelden binnen de zorginstelling waaraan het team verbonden is. Dit zal jouw manier van samenwerken beïnvloeden. Ook zul je met ouders en andere mantelzorgers moeten kunnen samenwerken. Je kunt dus wel stellen dat je als verzorgende in de verstandelijk gehandicaptenzorg een veelomvattende, maar boeiende taak hebt. In de casus De Botter komen verschillende kanten van die taak aan de orde.

Oriëntatie-opdrachten

1 Waar gaat het over?
   a Lees de casus goed door.
   b Noteer in zeven trefwoorden de onderwerpen die jou het meeste aanspreken.
2 Wat weet je er al van?
   a Welk beeld heb je van verstandelijk gehandicapten?
   b Ben je wel eens in aanraking gekomen met een verstandelijk gehandicapte?

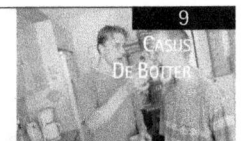

c Hoe wordt er in jouw omgeving over verstandelijk gehandicapten gepraat?
d Welk beeld van verstandelijk gehandicapten wordt er in de media geschetst?
e Hoe lijkt het je om in de zorg voor verstandelijk gehandicapten te gaan werken? Wat trekt je aan en wat lijkt je moeilijk?

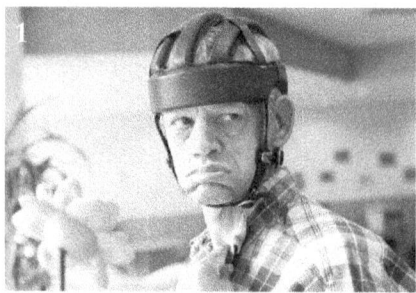 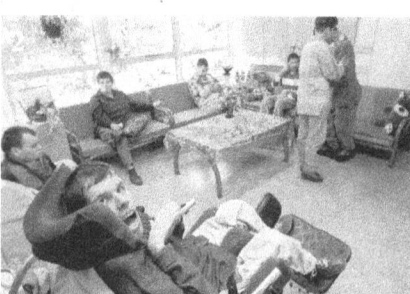 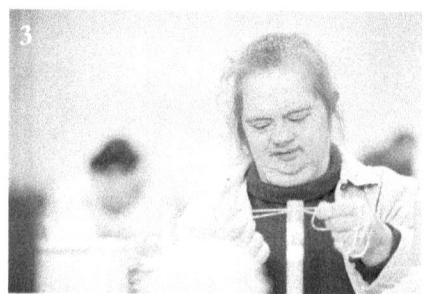

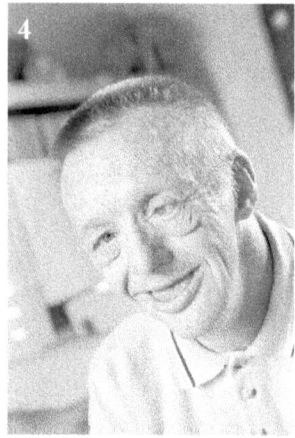

3 Bekijk deze foto's van verstandelijk gehandicapten.
 a Welke foto's roepen een positief beeld bij je op en waarom?
 b Welke foto's roepen een negatief beeld bij je op en waarom?
 c Bespreek je bevindingen in je studiegroep.
4 Hoe ga je het aanpakken?
 a Oriëntatie op de leertaken: bekijk alle leertaken globaal, zodat je je een beeld kunt vormen over wat je te wachten staat.
 b Maak afspraken met de docent over de volgende onderwerpen:
    − voorbereiding en planning van de leertaken
    − organisatie
    − literatuur
    − begeleiding door de docent
    − de multimedia (open leercentrum)
    − lokalen (praktijklokaal, werkruimten)
    − reserveren of bestellen van materialen.
 c Welke verwachtingen heb je bij de leertaken? Denk aan je motivatie, de werkvormen en de inhoud van de opdrachten (eventueel naar aanleiding van leerpunten bij de vorige casus).
 d Maak afspraken over de samenwerking met medeleerlingen (eventueel naar aanleiding van ervaringen bij de vorige casus).

Planning van de casus

Hierna volgt een aantal 'Leertaken'. Iedere leertaak begint met een gedeelte uit de casus, waarin een bepaald thema aan de orde komt, in de eerste leertaak bijvoorbeeld 'De zorgsetting'. Na een korte uitleg van het thema volgen de doelstelling en de planning.
De uitvoering van de leertaak bestaat uit verschillende opdrachten.

Bespreek met je docent hoe je de volgende leertaken gaat aanpakken en welke tijd je eraan gaat besteden:

Leertaak 1: De zorgsetting

Leertaak 2: Goed verzorgd

Leertaak 3: Van je collega's moet je het hebben!

Leertaak 4: Zorg voor medicijnen

Leertaak 5: Assertiviteit en ongewenste intimiteiten

Leertaak 6: Omgaan met fysieke agressie

Leertaak 7: Plannen, evalueren en rapporteren

Leertaak 8: Vrijwilligerswerk en de sociale werkplaats

Leertaak 9: Eerste hulp bij calamiteiten

Leertaak 10: Overleg en spoedoverleg

Leertaak 11: Conflicten en onderhandelen

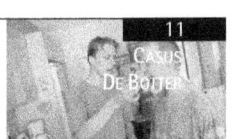

Leertaak 1

De zorgsetting

De Botter is een leefgroep van jong volwassenen. Alle groepsleden hebben een verstandelijke handicap. Bij een aantal groepsleden doen zich gedragsproblemen voor. Deze groep woont in een huis dat ligt op een instellingsterrein voor verstandelijk gehandicapten.

Oriëntatie

Het ontwikkelingsniveau van de zorgvragers van De Botter is matig tot licht verstandelijk gehandicapt. Wanneer je in aanraking komt met de verstandelijk gehandicaptenzorg, dan zul je ontdekken dat er een enorme variëteit in niveaus, handicaps en bijkomende handicaps bestaat. In het leven van verstandelijk gehandicapten doen zich, evenals bij ieder mens, allerlei ontwikkelingen en gebeurtenissen voor. In het algemeen kun je stellen dat verstandelijk gehandicapten, afhankelijk van de ernst van de handicap, in meer of mindere mate moeite hebben met het interpreteren en verwerken van ervaringen en gebeurtenissen. Daardoor blijven zij vaak hun leven lang afhankelijk van zorgverlening. Ook zien we, naarmate de verstandelijke handicap ernstiger is, meervoudige handicaps. Je kunt hierbij bijvoorbeeld denken aan een combinatie van een verstandelijke handicap en epilepsie, van een verstandelijke en een motorische handicap, van een verstandelijke en een zintuiglijke handicap. Vanwege die grote verschillen vragen we je om je te verdiepen in de zorgsetting van mensen met een verstandelijke handicap.

Doelstellingen

Na het werken aan deze leertaak kun je:
- vroegere termen die gehanteerd werden voor mensen met een verstandelijke handicap vergelijken met de gangbare huidige termen
- motiveren waarom vroegere termen voor mensen met een verstandelijke handicap niet meer gebruikt worden
- met eigen woorden aangeven wat een verstandelijke handicap inhoudt
- verstandelijke handicaps op drie verschillende manieren indelen en bij iedere indeling een voor- en een nadeel noemen
- meest voorkomende oorzaken van een verstandelijke handicap noemen
- enkele actuele ontwikkelingen in de verstandelijk gehandicaptenzorg noemen.

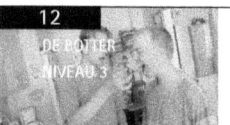

Planning

Bespreek de opdrachten met je begeleidend docent en schrijf op hoe, wanneer en waar je aan gaat werken. Maak afspraken met je docent en medeleerlingen over het bezoeken van een of meerdere voorzieningen voor verstandelijk gehandicapten, het bezoeken van een activiteitencentrum, een tentoonstelling, winkel of een andere organisatie waarbinnen verstandelijk gehandicapten actief zijn.

Richtlijn voor de studiebelasting:

Oriëntatie en planning	0,5	sbu
Opdracht 1	1,5	sbu
Opdracht 2	1	sbu
Opdracht 3	3,5	sbu
Opdracht 4	3,5	sbu
Opdracht 5	1,5	sbu
Opdracht 6	2,5	sbu
Evaluatie	2	sbu
Totaal	16	sbu

Werk bij voorkeur de opdrachten in de aangegeven volgorde uit. Sluit af met de evaluatie.

Uitvoering

Opdracht 1 **vroeger en nu**

a Vroeger werden verstandelijk gehandicapten anders genoemd dan nu.
Zoek bij de onderstaande verouderde termen de huidige termen:
– oligofreen achterlijk, zwakzinnig
– idioot
– imbeciel
– debiel
– mongool.
b Motiveer waarom vroegere termen niet meer gebruikt worden.
c Wat is jouw mening over deze verandering van termen?

Opdracht 2 **je moet het ook met eigen woorden kunnen zeggen**

Er zijn verschillende definities van mensen met een verstandelijke handicap.
Van Gemert (1997) definieert de verstandelijke handicap als volgt:

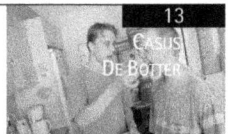

Iemand met een verstandelijke handicap heeft een aanzienlijk aantal beperkingen in het functioneren. Iemand moet aantoonbaar een intellect hebben onder het gemiddeld niveau. Tegelijkertijd moet er sprake zijn van beperkingen in twee of meer van de volgende vaardigheden:
- communicatie
- zelfverzorging
- wonen
- sociale vaardigheden
- deelname aan de samenleving
- zeggenschap
- gezondheid en veiligheid
- toegepaste kennis
- vrijetijdsbesteding en werk.

Verder moet de verstandelijke handicap voor het achttiende levensjaar tot uiting komen.

a Zoek per subgroep verschillende definities van mensen met een verstandelijke handicap op en vergelijk ze met elkaar. Schrijf de overeenkomsten en verschillen op.

b Stel dat jij met je vriend(in), die een hele andere studierichting volgt, praat over verstandelijk gehandicapten. Jouw vriend(in) zegt tegen jou: "Ik vind het zó knap van je dat jij met verstandelijk gehandicapten wilt werken. Dat je dat durft zeg! Het lijkt me eng. Hoe is het eigenlijk voor jou om met die mensen te werken?"
Hoe zou jij met eigen woorden aan je vriend(in) uitleggen wat jij onder verstandelijk gehandicapt verstaat?

Opdracht 3   **zijn verstandelijk gehandicapten ziek?**

a De oorzaak van een verstandelijke handicap heeft altijd te maken met een hersenbeschadiging of het ontbreken van een deel van de hersenen.
Lees de theorie over oorzaken van een verstandelijke handicap. Je kunt hiervoor gebruiken: *Medische zorg voor mensen met een verstandelijke handicap* van H. Kars en J.H.J. Zwets.
De oorzaken van een verstandelijke handicap zijn onder te verdelen in vier groepen:
- erfelijke oorzaken
- prenatale oorzaken
- perinatale oorzaken
- postnatale oorzaken.

Verdeel de bovengenoemde onderwerpen over vier subgroepen. Iedere subgroep zoekt voorbeelden bij de bovengenoemde oorzaken van een verstandelijke handicap. De gevonden gegevens zet je overzichtelijk op papier en kopieer je voor de andere groepsgenoten. Het wordt in de lesgroep besproken.

b Ga na of het open leercentrum binnen je school beschikt over de videoband *Anders zijn is toch ook goed*, een film over het syndroom van Prader Willi. Is deze band niet aanwezig, dan kun je deze aanvragen bij de Prader Willi-vereniging in Geldrop. Deze videoband gaat uitgebreid in op mensen die verstandelijk gehandicapt zijn als gevolg van een chromosomale stoornis. Bekijk de videoband in je lesgroep. Vergelijk de gegevens uit de videoband met de gegevens die je hebt ingewonnen naar aanleiding van opdracht 3a.
Wil je je verder verdiepen in de verschillende oorzaken van een verstandelijke handicap, neem dan contact op met de
Stichting Informatievoorziening Gehandicapten Nederland (SIGN)

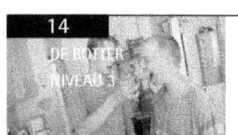

Zakkendragershof 43-40
3500 AB Utrecht.

c Zoals je bij opdracht 1 van deze leertaak hebt kunnen zien, zijn verstandelijk gehandicapten ingedeeld in verschillende groepen. Dit indelen gebeurt op grond van de aanwezige mogelijkheden en beperkingen. Wanneer je in de verstandelijk gehandicaptenzorg gaat werken, dan zul je ontdekken dat zorginstellingen verschillende indelingsprincipes gebruiken om verstandelijk gehandicapten in groepen te plaatsen, namelijk de mate van de verstandelijke handicap, IQ, ontwikkelingsleeftijd en ervaringsordening. Vaak worden deze indelingsprincipes gecombineerd toegepast. In deze opdracht bestudeer je de verschillende indelingsprincipes. Aanwijzingen voor bruikbare literatuur die je voor deze en de volgende opdracht kunt gebruiken: *Zorgcategorieën*, hoofdstuk 6: Verstandelijk gehandicapte zorgvragers, van Bohn Stafleu Van Loghum en *Mogelijkheden voor verstandelijk gehandicapten, een weg naar vreugde beleven* van D. Timmers-Huigens.
- maak een indeling naar IQ
- maak een indeling naar ontwikkelingsleeftijd
- maak een indeling naar ervaringsordeningen van mevrouw Timmers-Huigens
- benoem bij iedere indeling de voor- en nadelen
- ga na wat het belang van een zo goed mogelijke niveau-indeling is voor de zorgvrager, zorgverleners en mantelzorgers;
- vergelijk jouw gegevens met de gegevens van leerlingen uit je lesgroep.

mate van verstandelijke handicap	IQ	ontwikkelingsleeftijd	ervaringsordening
zeer ernstig verstandelijk gehandicapt			
ernstig verstandelijk gehandicapt			
matig verstandelijk gehandicapt			
licht verstandelijk gehandicapt			

d Een verstandelijk gehandicapte onderbrengen in een bepaalde groep zegt wel wat, maar lang niet alles over de aanwezige mogelijkheden en beperkingen van de verstandelijk gehandicapte binnen die groep. Voor een beter begrip van de verschillende niveaus, is een nadere uitwerking per niveau noodzakelijk. Voor deze uitwerking kan gebruik gemaakt worden van de onderwerpen die bij opdracht 2, de definitie van Van Gemert, zijn aangedragen.
Verdeel de lesgroep in vier subgroepen:
- subgroep 1 bestudeert de mogelijkheden en beperkingen van mensen met een zeer ernstige verstandelijke handicap
- subgroep 2 bestudeert de mogelijkheden en beperkingen van mensen met een ernstige verstandelijke handicap
- subgroep 3 bestudeert de mogelijkheden en beperkingen van mensen met een matige verstandelijke handicap
- subgroep 4 bestudeert de mogelijkheden en beperkingen van mensen met een lichte verstandelijke handicap.

Voor iedere subgroep geldt dat je gevonden gegevens op een schematische manier op papier zet. Daarna zorg je voor een kopie voor de andere groepsgenoten. De gegevens kunnen in de lesgroep worden uitgewisseld en besproken.

Opdracht 4 **creatief en kunstzinnig**

In verschillende gemeenten waar mensen met een verstandelijke handicap wonen, zijn winkels opgezet die door verstandelijk gehandicapten gerund worden. Ze verkopen onder begeleiding de producten die ze in een atelier of in een activiteitencentrum maken. Ook op andere manieren ontmoeten we steeds vaker verstandelijk gehandicapten in de 'gewone' wereld.

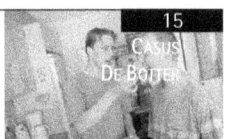

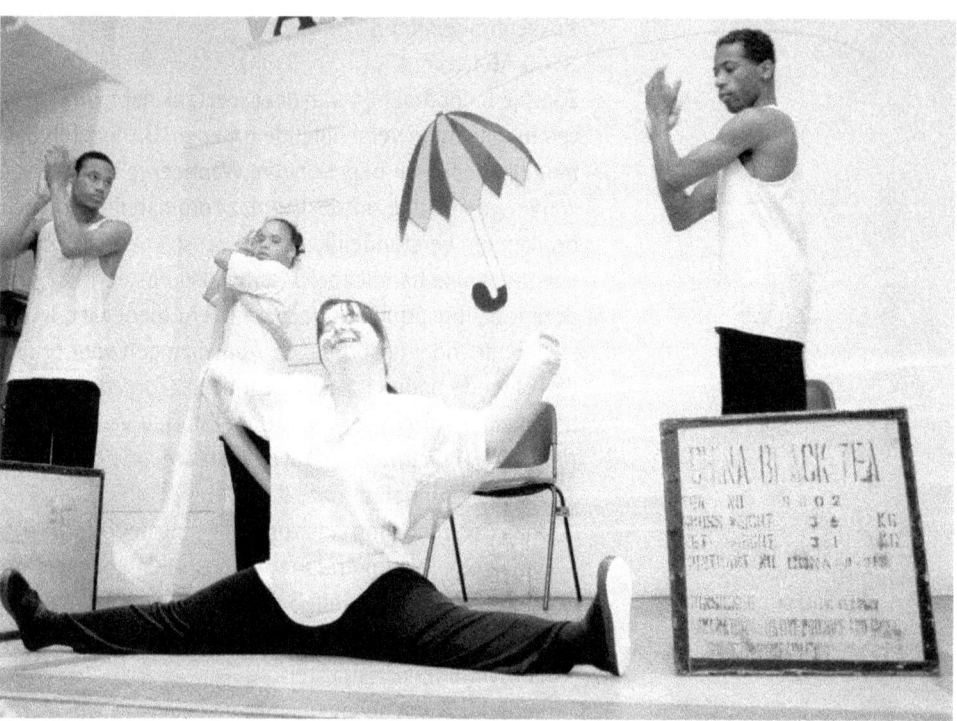

Theatervoorstelling door verstandelijk gehandicapten.

a ga naar een winkel waar producten die door verstandelijk gehandicapten gemaakt zijn, worden verkocht, of
b bezoek een schilderijen- of beeldententoonstelling van verstandelijk gehandicapten, of
c bezoek een theater- of muziekvoorstelling van verstandelijk gehandicapten, of
d gebruik een maaltijd in een eethuis dat onder begeleiding door verstandelijk gehandicapten wordt gerund
e leg je indrukken vast in de vorm van een recensie en bespreek die in je lesgroep.
Voor het opzoeken van adressen kun je websites van instellingen en organisaties voor verstandelijk gehandicapten raadplegen (bijv. www.delathmer.nl) Ook kun je bij de gemeente in je woonplaats informeren naar werkvoorzieningen en (re)creatieve voorzieningen voor verstandelijk gehandicapten.
De recensie zet je als volgt op:
— een pakkende titel
— een korte inhoudsbeschrijving waarin je aangeeft waar je geweest bent, waar het over ging, welke personen je gezien en gesproken hebt, wat je wel of niet geboeid heeft en waarom, de maatschappelijke functie ervan en of jij het wel of niet een aanrader voor het publiek vindt
— zo mogelijk illustreer je de recensie.

Opdracht 5 **wij willen gewoon bijzonder zijn**

'Doe maar gewoon, dan doe je al gek genoeg'. Met die uitspraak zijn velen van ons opgevoed. Gewoon doen houdt ons op de plaats en maakt dat we ons aangepast gedragen. Dat is makkelijk en fijn, want je hoort erbij. Maar gewoon doen zet ons niet echt aan tot verandering. Mensen die er andere ideeën op nahouden, zich anders gedragen, doen dat wel. Zij roepen in positieve zin iets van verwondering en verrassing op, waardoor we een bepaald idee of iets van dat andere gedrag overnemen. In negatieve zin voelen we ons niet altijd op ons gemak bij mensen die anders denken en doen. Het is raar, vreemd en het dwingt je om een standpunt in te nemen. In dat spanningsveld van gewoon en bijzonder proberen we ons leven te leven. Want naast gewoon willen we toch ook allemaal een beetje bijzonder zijn.
a Wat roepen de begrippen 'normaal' en 'abnormaal' bij je op?

b Wat vind je van jezelf normaal en abnormaal?
c Geef voorbeelden van normaal en afwijkend gedrag uit je omgeving, krant en/of televisie.
d Is normaal altijd nastrevenswaardig? Benoem voor- en nadelen.
e Wat zijn de voor- en nadelen van afwijkend gedrag?
f Wat houdt normalisatie in en in hoeverre ben je zelf genormaliseerd?
g Verstandelijk gehandicapten willen er graag bijhoren. Zij vragen om een normale, geaccepteerde plek in onze samenleving. Bekijk in dit verband de video *Doe normaal*. Als deze band niet in het open leercentrum van je school aanwezig is, dan is deze aan te vragen bij de Stuurgroep Beeldvorming
Postbus 85276
3508 AG Utrecht.
Deze band is bedoeld om onzekerheid en misverstanden in de omgang met verstandelijk gehandicapten weg te nemen. Bekijk de video in je lesgroep en bespreek naderhand in de subgroep de suggesties die gegeven worden voor een normale, respectvolle omgang met verstandelijk gehandicapten.

Opdracht 6 genormaliseerde woonvoorzieningen

Verstandelijk gehandicapten maken steeds meer gebruik van genormaliseerde woonvoorzieningen.
a Benoem genormaliseerde en niet-genormaliseerde woonvormen voor verstandelijk gehandicapten.
b Een leefgemeenschap voor verstandelijk gehandicapten is niet meer zoals vroeger sterk afgescheiden van de buitenwereld. Het is in de regel een open terrein en voor publiek toegankelijk. Ga na waar in je omgeving een leefgemeenschap is en maak een wandeling over het terrein:
— hoe lijkt het je om daar te wonen?
— noem positieve en negatieve indrukken
— hoe lijkt het je om daar te werken?
— noem positieve en negatieve indrukken.

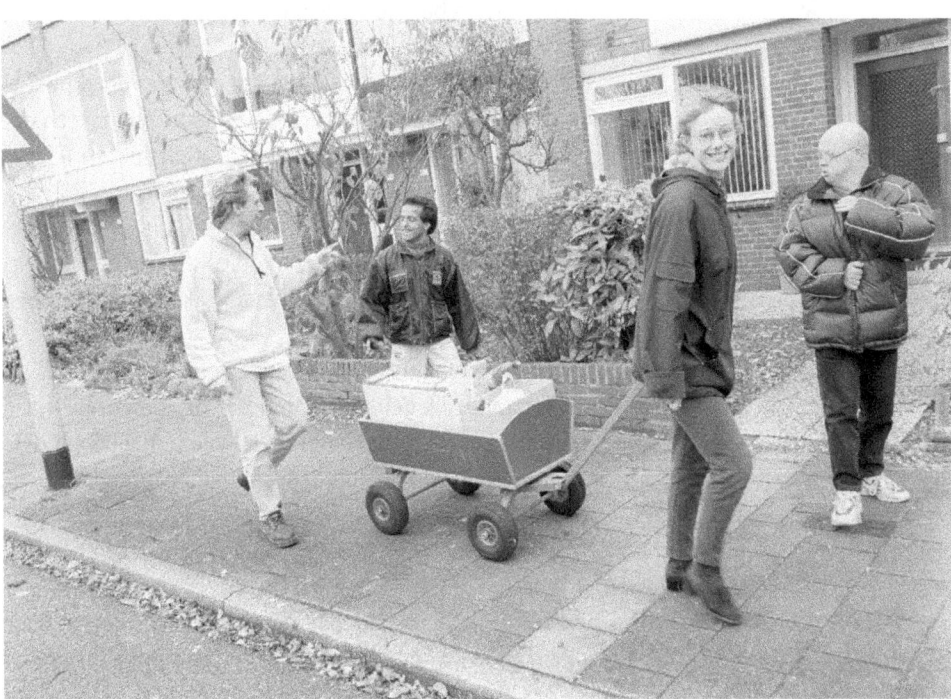

Genormaliseerd wonen in een woonwijk.

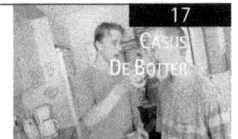

c Zoek uit of in jouw omgeving een genormaliseerde woonvorm voor verstandelijk gehandicapten is:
- hoe lijkt het je om daar te wonen?
- noem positieve en negatieve indrukken
- hoe lijkt het je om daar te werken?
- noem positieve en negatieve indrukken.

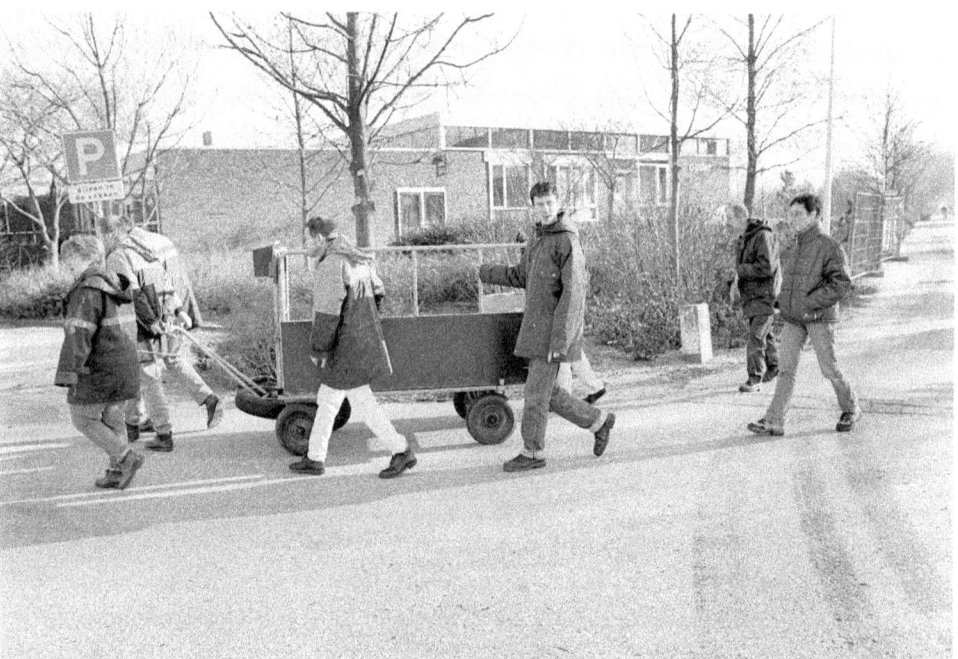

Wonen in een instelling.

Evaluatie

1 Wat vind je van de onderstaande uitspraken over verstandelijk gehandicapten? Zet je mening kort en bondig op papier en bespreek het met je groepsgenoten.
   a Het blijven altijd kinderen.
   b Ze zijn kwetsbaar, naïef en kunnen niet goed nadenken.
   c Ze gedragen zich niet zoals het hoort en moeten daarom afgezonderd worden.
   d Verstandelijk gehandicapten zijn zielenpoten.
   e Ze horen erbij, maar niet in mijn straat.
   f Schattige mongooltjes kunnen leuk met een muziekinstrument omgaan.
   g Ze wonen meestal in een mooie villa in een bosrijke omgeving; zou ik ook wel willen.
   h Naarmate de samenleving ingewikkelder wordt, neemt het aantal verstandelijk gehandicapten toe.
   i Een verstandelijke handicap is een straf van God.
   j Verstandelijk gehandicapten zijn lieve mensen, maar wel ongelukkig.
   k Geen bezwaar tegen om in de wijk te hebben, moet kunnen.
   l Integratie van verstandelijk gehandicapten is oké, maar je moet er geen last van hebben.
   m Een verstandelijk gehandicapte is een zieke en heeft daarom verzorging en verpleging nodig.

2 Schrijf een opstel van maximaal 2 pagina's getypt over het volgende onderwerp:
   'Werken in de verstandelijk gehandicaptenzorg is voor mij...'
   In het opstel betrek je de volgende vragen:
   - Met welke niveaugroep verstandelijk gehandicapten wil ik het liefste werken? Waarom?

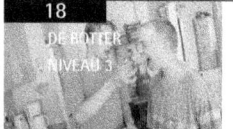

- Welke opvattingen over verstandelijk gehandicapten zou ik als verzorgende uit willen dragen? Hoe?
- Zou ik in een instelling willen werken of gaat mijn voorkeur uit naar een genormaliseerde woonvoorziening? Waarom?

Leg het opstel ter beoordeling voor aan je begeleidend docent.

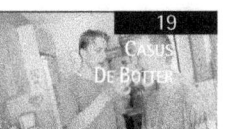

Leertaak 2
Goed verzorgd

Sandra noemt het tweede agendapunt, het regelmatig sneuvelen van het serviesgoed. Bij conflicten wordt er door Cheriel en Henk nog al eens gegooid. Sandra stelt voor over te gaan op onbreekbaar spul.

Henk heeft nieuwe zomerkleding nodig en nieuwe schoenen.

Reinie, de huishoudelijke hulp, stofzuigt alvast de huiskamervloer. De schoonmaakdienst kan dan met een groot apparaat de vloer blokken, zodat deze weer glimt.

Oriëntatie

Er goed verzorgd uit zien heeft zeker te maken met je kleding. Er is niet voor niets het spreekwoord 'kleren maken de man'.
Kleding en schoenen zijn belangrijk voor een mens. Ze beschermen ons lichaam tegen klimaatinvloeden zoals warmte en vocht. Ook maakt kleding ons mooier en straalt het een bepaalde levensstijl uit. Er zijn zorgvragers die hulp nodig hebben in de zorg voor kleding en schoeisel. Om dit goed te kunnen doen, verdiep je je in de smaak van de zorgvrager. Iedere zorgvrager heeft zijn/haar eigen budget voor kleding, linnengoed en schoeisel. Ook zul je iets weten komen over de soorten stoffen, hun eigenschappen en de wasvoorschriften.
In deze leertaak komen vier soorten van textiel aan de orde namelijk: persoonsgebonden textiel, linnengoed, huishoudtextiel en woningtextiel.

Doelstellingen

Na het werken aan deze leertaak kun je:
- in overleg met de zorgvrager en/of diens naasten kleding, linnengoed en schoeisel aanschaffen of de zorgvrager hierover adviseren
- kostenbewust werken bij de aanschaf van kleding, linnengoed en schoeisel
- de was verzorgen dat wil zeggen:
  • wasgoed strijken, opvouwen en opruimen
  • omgaan met wasapparatuur.
- schoeisel en kleding onderhouden
- verschillende manieren noemen waarop de wasverzorging georganiseerd kan zijn
- zorgen voor een sfeervolle omgeving.

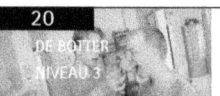

Planning

Bespreek de opdrachten in deze leertaak met je begeleidend docent en schrijf op hoe en wanneer je daaraan gaat werken. Maak afspraken over het inleveren van je opdrachten. Als je de casus 1 van *Nienke den Hoed* al hebt doorgewerkt, kun je opdracht 1 overslaan.

Bij het maken van de opdrachten kun je o.a. het boek *Zorg voor de huishouding* van C.A.M. Hutten-Groot gebruiken.

Richtlijn voor de studiebelasting:

Oriëntatie en planning:	0,5	sbu
Opdracht 1	2	sbu
Opdracht 2	3	sbu
Opdracht 3	4	sbu
Opdracht 4	3	sbu
Opdracht 5	8	sbu
Evaluatie	4	sbu
Totaal	24,5	sbu

Begin met opdracht 1 of 2, doe daarna de andere opdrachten in de aangegeven volgorde. Sluit af met de evaluatie.

Uitvoering

Opdracht 1 — wasjes: 'laat maar lekker draaien'

In hoeverre beheers je de vaardigheden wassen en strijken? Wat heb je er tot nu toe aan gedaan en hoe ging dat je af (op school en thuis)?
Deze opdracht maak je met z'n tweeën.
a Hoe zou jij het vinden als iemand anders jouw was verzorgt?
b Welke aanwijzingen zou je geven over het behandelen van jouw wasgoed?
c Bekijk een etiket dat in je kleding zit. Welke informatie staat er op het etiket?
d Bekijk onderstaande waskaart.

Waskaart

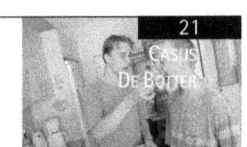

Wat betekenen de symbolen op het behandelingsetiket in jouw kleding?
e Waar let je op als je kleding voor jezelf gaat kopen?
f Hoe houd je rekening met het feit dat kleding veel kan betekenen voor zorgvragers?
g Wat is de functie van kleding? Denk aan werken, vrije tijd, sport enz.
h Wat is jouw mening over het dragen van een uniform als verzorgende in de gehandicaptenzorg?
i Voor deze leertaak is het noodzakelijk dat je achtergrondinformatie hebt over de verschillende soorten vezels en hun eigenschappen. Bij het verzorgen van de was moet je hiermee namelijk rekening houden.
Schrijf de eigenschappen op van de vezelsoorten die in jouw kleding verwerkt zitten.
Zoek de ontbrekende vezelsoorten op in een theorieboek over huishoudkunde en maak daarvan een schema. Vermeld de soorten vezels (ten minste twee noemen), de eigenschappen en wat dat betekent voor het wassen. Het gaat om de volgende vezels: linnen, katoen, wol, zijde, viscose, polyamide, acrylvezel, polyester, lycra.

Opdracht 2 **kleren maken de man (...en de vrouw!)**

Deze opdracht maak je in subgroepen.
Als voorbereiding van deze opdracht kun je in een huishoudkundeboek een hoofdstuk lezen over budgetteren. Een andere mogelijkheid is informeren bij het Nibud. Het adres is:
Postbus 19250
3501 DG Utrecht
Telefoon: 030-2306715 (bestellijn)
Internet: www.Nibud.nl
Reken uit wat je zelf per jaar uitgeeft aan kleding, zodat je dit kunt vergelijken met het budget van Henk.

In de casus heb je gelezen dat Henk nieuwe zomerkleding en nieuwe schoenen nodig heeft. De zus van Henk heeft waarschijnlijk zelf een begroting gemaakt en deze vergeleken met de begroting van De Botter.
Stel je voor dat jij voor Henk kleding moet kopen en dit samen met hem gaat doen. Ook bij deze opdracht kun je gebruik maken van informatie van het Nibud.
a Welke twee gegevens heb je in het algemeen nodig als je voor een zorgvrager (in dit geval Henk) kleding gaat kopen?
b Waar let je op als je zomerkleding voor Henk gaat kopen?
c Wat zijn drie aandachtspunten bij het kopen van schoenen voor Henk?
d Henk zegt dat hij zijn trui niet aan kan krijgen. Zoek uit welke oorzaken er kunnen zijn waarom een verstandelijk gehandicapte als Henk moeite heeft met aankleden. Ontdek vervolgens op welke drie manieren kleding aangepast kan worden aan de zorgvrager met een verstandelijke handicap.
e Maak een begroting voor het kleedgeld van Henk:
  – Maak een overzicht van de kleding die voor Henk noodzakelijk is. Denk hierbij ook aan jassen, ondergoed en schoenen.
  – Begroot voor elk genoemd kledingstuk een bedrag.
  – Bereken voor elk kledingstuk welk bedrag je op jaarbasis moet begroten, bijvoorbeeld een zomerjas kost 80 euro. Die gaat gemiddeld twee jaar mee. Dit betekent dat de jas 40 euro per jaar kost (80:2).
  – Bereken nu hoeveel geld Henk per jaar nodig heeft aan kleedgeld.
  – Vergelijk dit bedrag met je eigen kledingbudget en met dat van een andere subgroep. Wat zijn verschillen en hoe komt dit?
  – Informeer bij een instelling voor gehandicaptenzorg naar de kledingbudgetten van bewoners. Vergelijk de bedragen met de door jullie berekende bedragen. Informeer ook

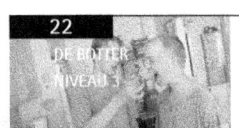

hoe instellingen aan deze bedragen komen. Het Nibud heeft ook voorbeelden van begrotingen.

f Het is mogelijk dat Henk, zijn zus en Nicole verschillende ideeën hebben over kleding. Hoe houd je rekening met de eigen smaak van Henk bij het aanschaffen van kleding?

Opdracht 3 de metamorfose

Deze opdracht voer je uit in subgroepen.
In de casus heb je gelezen dat de aankleding van de leefomgeving kinderlijk is en al een paar jaar oud.
Er wordt een lijst opgehangen om ideeën te verzamelen. Sandra en Nicole zullen nagaan tot hoever het budget reikt.
Bezoek ter voorbereiding op deze opdracht een winkel voor woninginrichting.
Bezoek daarna een instelling voor verstandelijk gehandicapten en bekijk de verschillende leefruimten van een leefgroep. Je kunt een adres vragen bij de stagecoördinator van je opleiding. Dit kun je ook tijdens een stageperiode doen.
Lees ter voorbereiding van deze opdracht een hoofdstuk van een huishoudkundeboek over de zorg voor een sfeervolle leefomgeving

a Op welke manier zou je de bewoners van De Botter kunnen betrekken bij het maken van plannen voor de inrichting?
b Bedenk met je subgroep minstens drie verschillende plannen voor deze verandering.
c Leg uit hoe je de woonomgeving en de slaapkamers sfeervol kunt aankleden (linnengoed en woningtextiel).
d Waar let je op bij de aanschaf van linnengoed en gordijnen?
e Op welke manieren kun je kostenbesparend werken bij het inrichten en aankleden van de leefgroep?
f Op welke manier kun je de wisseling van de seizoenen aangeven (of variatie aanbrengen) in een leefgroep, gelet op de inrichting?

Opdracht 4 wassen, drogen en strijken

Deze opdracht maak je in subgroepen.
Lees ter voorbereiding van deze opdracht in een huishoudkundeboek wat er staat over manieren waarop de wasverzorging georganiseerd kan zijn. Haal in een winkel bijvoorbeeld folders over was- en strijkapparatuur.
Terug naar de casus:
Nicole gooit nog een donkere was in de wasmachine. De zakken met vuil beddengoed en de zware zak met natte handdoeken brengt ze naar het washok. Om elf uur komt een bedrijf de was ophalen en schoon goed afleveren.

a In De Botter heeft men gekozen voor een wasserij die alleen het linnengoed wast. Persoonsgebonden kleding wordt zelf gewassen, gedroogd en gestreken. Een andere vorm is het leasen van textiel. Leg uit wat dit inhoudt.
b Elk soort wasgoed heeft zijn eigen wasprogramma. Bekijk bij een wasmachine de programmaknop en schrijf de verschillende programma's op.
Welk wasprogramma kies je voor een donkere was?
Welke wastemperatuur kies je bij een donkere was?
Leg je antwoord uit.
c Vraag je docent om verschillende wasmiddelen neer te zetten of zoek ze in de supermarkt op. Wat voor soort wasmiddel is het? Voor welk wasgoed is dit wasmiddel geschikt? Wat zijn de bijzonderheden? Welke informatie lees je op de verpakking?
Vul voor deze opdracht het volgende schema in:

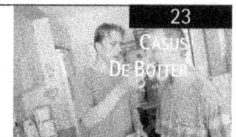

soort wasmiddel	geschikt voor	bleekmiddel	nadere uitleg/bijzonderheden

Welk wasmiddel adviseer je aan Nicole voor een donkere was?
Leg je antwoord uit.

d Op De Botter is een condensdroger aanwezig. Leg de werking van deze droger uit.
Welke textielsoorten zou je niet in de droger doen en waarom niet?
Noem twee voor- en twee nadelen van een droger.

Opdracht 5 grote wasjes, kleine wasjes...

Oefen deze opdracht in subgroepen en bespreek dit na met je docent en je subgroep.
Ter voorbereiding van deze opdracht lees je de onderstaande vaardigheden door uit een huishoudkundeboek.

a Oefen de volgende vaardigheden:
- sorteren van de was
- vlekken verwijderen
- wassen in de wasmachine
- handwas
- was ophangen
- was drogen in de droger
- was centrifugeren
- wasgoed strijken
- wasgoed vouwen en opruimen
- schoenen poetsen.

b Vraag of je docent en je subgroep de vaardigheden willen controleren.
Vul de bijbehorende observatielijsten in. Noteer de op- en aanmerkingen die je gekregen hebt.

	goed	fout	n.v.t.
voorbereiding van de werkzaamheden, verzamelen van de materialen			
uitvoering			
....			
....			
....			
nazorg			
....			
....			
....			
voorschriften toegepast w.b.			
- ergonomie			
- veiligheid			
- hygiëne			
- milieu			
- kosten			
theoretische kennis m.b.t. de vaardigheid			

Evaluatie

Dit is een opdracht voor subgroepen van vier personen.

Stel een 'textielkrant' samen over deze leertaak. Je gebruikt uiteraard de informatie en de antwoorden die je gekregen hebt. Deze vormen de onderwerpen die in de krant komen. Als de krant klaar is presenteren jullie deze aan de hele groep.

Ter voorbereiding van deze evaluatie kun je een echte krant meenemen, die als voorbeeld kan dienen. Artikelen, foto's over de onderwerpen uit tijdschriften meebrengen.

Werkwijze:

Je maakt een complete krant, dat wil zeggen: er staat een strip in, een interview, foto's (tekeningen), een kritische bijdrage van de redactie, er staan advertenties in, de krant heeft een 'kop', ingezonden brief, positieve en negatieve brieven.

Je krijgt de beschikking over een leeg krantenvel (A1-formaat). Dit vouw je als een krant en zo krijg je vier bladzijden die gevuld moeten worden.

In je groepje maak je afspraken over wie wat gaat doen, je maakt een tijdsplanning, je spreekt af hoe de bijdragen in de krant komen, je spreekt de lay-out af, kortom, jullie zijn de redactie.

Als de krant klaar is lees en beoordeel je elkaars krant.

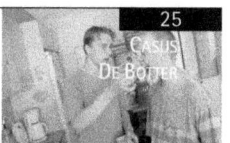

Leertaak 3

Van je collega's moet je het hebben!

's Middags, wanneer Rebecca met haar ouders is vertrokken, is er een teambespreking. Ze hebben het eerst nog even over Rebecca. Femke, een tweedejaars leerling, heeft het er erg moeilijk mee. Aarzelend vertelt ze het zelf ook moeilijk te vinden om haar eigen weg te gaan. Ze komt uit een zeer gelovig en beschermd milieu. Ze had het er moeilijk mee wanneer Rebecca en Jeroen naast haar op de bank zaten te zoenen, ze begreep niet dat niemand er wat van zei. Klaas, normaal een zeer evenwichtige, rustige collega, zegt nogal kortaf: "Ach ja, zo zie je maar weer, als je even buiten je eigen kring komt, zie je nog eens wat van de wereld." De spanning is te snijden. David schenkt nog eens koffie in en zegt: "Zullen we dit onderwerp even laten rusten, ik denk dat we allemaal wat uit ons doen zijn." David is de werkbegeleider van Femke. Hij zegt dat hij er op een rustiger moment nog eens met haar over zal praten.

In de tweede week dat Bart in de groep woont, is er een late dienst te weinig voor de volgende dag. Emiel biedt zich aan.

Oriëntatie

In bovenstaande stukjes, afkomstig uit de casus, lees je twee verschillende ervaringen over hoe mensen op elkaar en op situaties kunnen reageren in een samenwerking.
Als je samen zorgt voor een groep bewoners zoals het team van De Botter, ben je als collega's op elkaar aangewezen. Je streeft een gezamenlijk doel na. Communiceren in de vorm van overleg, het maken van afspraken en het werk overdragen, zijn belangrijk voor de samenwerking. Samenwerken is meer dan het verdelen van de taken. Collega's kunnen elkaar ook aanvullen in vaardigheden. Als je goed samenwerkt, bereik je met elkaar vaak meer dan in je eentje. Voor bewoners is het van essentieel belang dat een team plezierig samenwerkt en de zorg goed coördineert: het zal de sfeer ten goede komen en bewoners voelen zich veilig. Als de samenwerking stroef loopt, kunnen teamleden en zorgvragers zich gefrustreerd en ongelukkig voelen. Het groepswerk op school (in een subgroep) leent zich goed voor het opdoen van ervaringen en het oefenen van samenwerkingsvaardigheden.

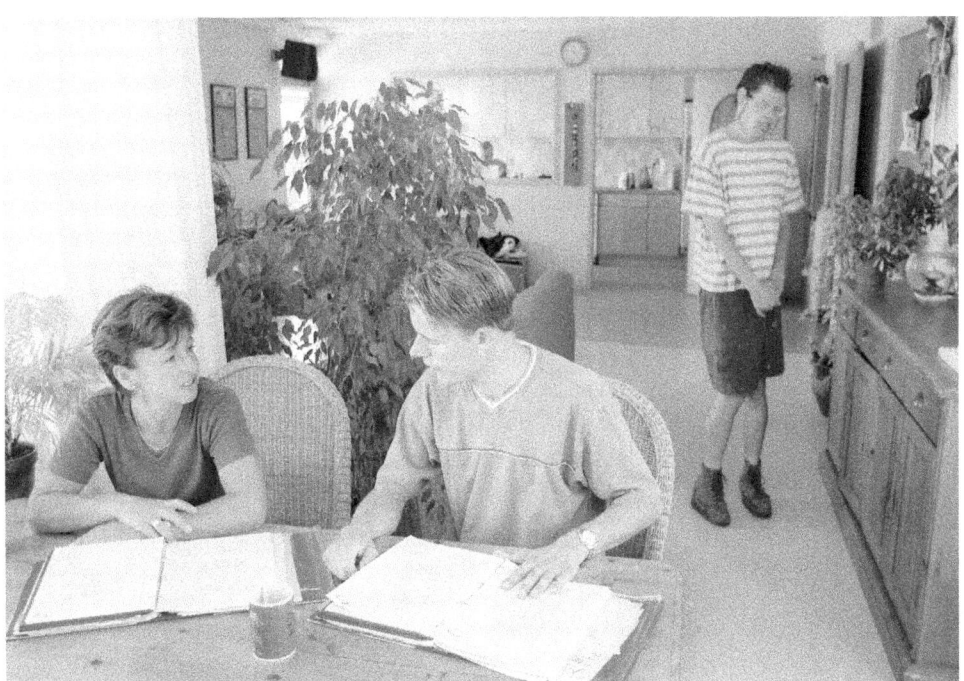

Overleg en afspraken maken zijn belangrijk voor een goede samenwerking.

Doelstellingen

Na het werken aan deze leertaak kun je ter voorbereiding op de samenwerking met collega's, vrijwilligers en mantelzorgers:
- samenwerken met leden van de subgroep
- respect tonen voor levensbeschouwelijke en culturele achtergronden van de subgroepleden
- je eigen werkwijze en beroepshouding bespreken
- een positieve bijdrage leveren aan de sfeer in de subgroep
- feedback, waardering en kritiek van je subgroepsleden hanteren.

Planning

Bespreek de opdrachten in deze leertaak met je begeleidend docent en schrijf op hoe en wanneer je daaraan gaat werken. Vooral opdracht 4 vraagt een goede onderlinge afstemming en duidelijke afspraken.

Richtlijn voor de studiebelasting:

Oriëntatie en planning	0,5	sbu
Opdracht 1	0,5	sbu
Opdracht 2	1	sbu
Opdracht 3	1	sbu
Opdracht 4	8	sbu
Totaal	11	sbu

Bij het maken van de opdrachten kun je o.a. het boek *Menswetenschappen* van H.M. de Vocht gebruiken.

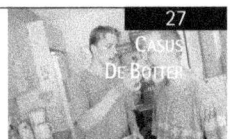

Uitvoering

Opdracht 1 **eigen ervaringen**

Noteer de antwoorden op onderstaande vragen:
a In welke (werk)situaties heb jij tot nu toe samengewerkt (bijvoorbeeld vrijwilligerswerk, vakantiewerk, je huidige werk, in de privé-sfeer, groepswerk op school enz.)?
b Hoe beoordeel jij jezelf: als een solist of een teamwerker? Waaruit blijkt dat?
c Pas je je makkelijk of moeilijk aan? Waaruit blijkt dat?
d Vind je het makkelijk of moeilijk om je in te leven in anderen? Waaruit blijkt dat?
e Met welke eigenschappen van mensen heb je moeite op het gebied van samenwerken? Noem er minstens drie.
f Welke eigenschappen bezit jij op het gebied van samenwerken?
g Met welke eigenschappen hadden mensen moeite in het samenwerken met jou?

Opdracht 2 **kiezen**

Je vrienden kies je, je collega's meestal niet. Toch moet je met veel verschillende mensen kunnen samenwerken. Vandaar deze oefening.
a Vorm kleine groepjes met een zo groot mogelijke variatie. Je kunt denken aan de volgende verschillen tussen mensen: het uiterlijk, de leeftijd, het geslacht, de hoeveelheid werkervaring, het werkveld waar je gewerkt hebt of stage hebt gelopen, geloofsbeleving en dergelijke.
b Maak opnieuw kennis met elkaar. Vertel in een 'rondje' wat je het afgelopen weekend gedaan hebt. Het gaat erom dat je een nauwkeurige weergave geeft van je activiteiten, zodat de groepsgenoten kunnen horen hoe en met wie jij je tijd besteedt. Noem ook de maaltijden en ontmoetingen met anderen.
c Bespreek na afloop of je nu met andere ogen naar elkaar kijkt.

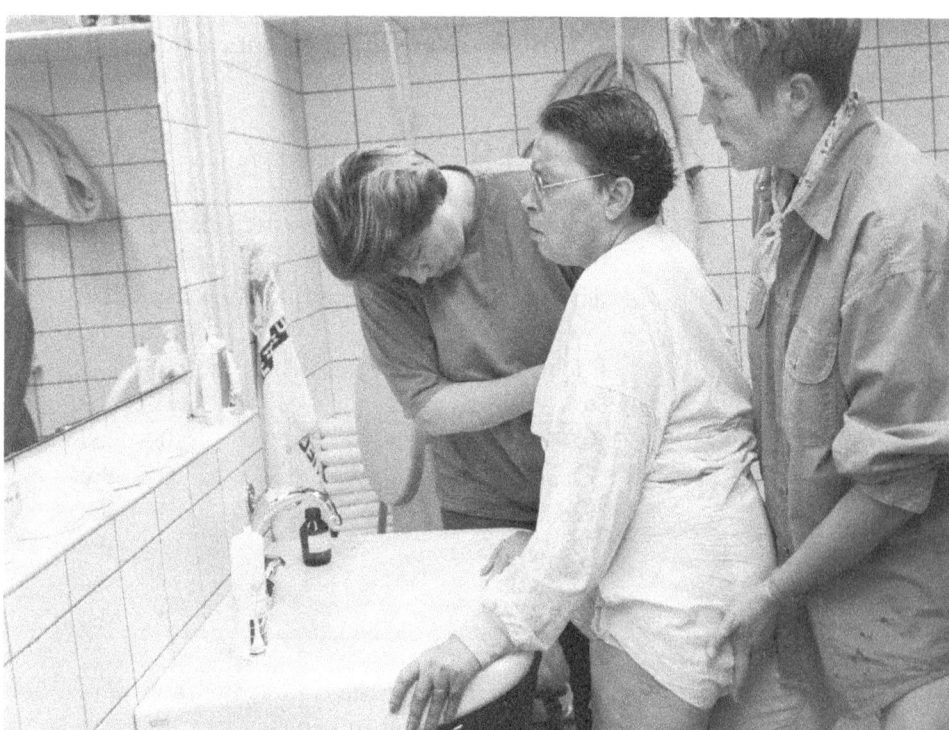

Collega's helpen samen een zorgvrager.

Opdracht 3 **samenwerken**

Deze opdracht kun je individueel, met z'n tweeën of in de gevormde subgroep uitvoeren.
Terug naar de casus:
a Benoem in de casus de momenten waar duidelijk sprake is van samenwerken.
b Maak een verdeling in samenwerken met collega's, vrijwilligers en mantelzorgers.
c Geef een omschrijving van de aard en het doel van de samenwerking bij collega's, vrijwilligers en mantelzorgers.
d Herken je verschillende stijlen van samenwerken? Ondersteun je antwoord met behulp van literatuur.
e Welke sociale vaardigheden heb je nodig om te kunnen samenwerken met deze verschillende groepen? Welke en waarom?
f Wat hebben samenwerken en beroepshouding met elkaar te maken? Met andere woorden welke elementen van de beroepshouding gebruik je in de samenwerking (zie hiervoor literatuur over de beroepshouding uit een boek over interactie in beroepssituaties).
g Noem drie voorbeelden uit de casus waar sprake is van een goede beroepshouding. Motiveer je mening.
h Noem twee voorbeelden uit de casus waar sprake is van een slechte beroepshouding. Motiveer je mening.
i Welke rollen zijn er te onderscheiden in een team?
j Wat hebben samenwerken en veiligheid en geborgenheid voor de bewoners met elkaar te maken?
k Zorgvragers imiteren de groepsleiding. Welk effect kan een goede of een slechte samenwerking op de bewoners van De Botter hebben?
l Wat is je mening over het inzetten van vrijwilligers in het algemeen en op die bewuste avond?
m Vind je dat er speciale aandacht nodig is voor de opvang van Karel en de opvang van leerlingen/stagiaires? Leg je antwoord uit.

Opdracht 4 **geen woorden maar...**

Samenwerken leer je door het te doen... Ga je gang!
Verdeel onderstaande activiteiten over dezelfde subgroepen en maak afspraken met je docent wanneer en hoe je deze activiteit als subgroep gaat uitvoeren:
− een lunch klaarmaken voor de hele lesgroep (evt. kosten kunnen over alle leerlingen verdeeld worden)
− een spel spelen met de hele groep
− een fotocollage maken van samenwerkende mensen
− een gedicht schrijven en voordragen aan de groep
− een sketch maken en spelen met als onderwerp 'samenwerken'
− een andere activiteit naar keuze in overleg met je docent.

Evaluatie

Evalueer de uitvoering van de activiteiten met de volgende vragen. Stel ze aan elkaar en aan je medeleerlingen uit de andere subgroepen.
Productevaluatie over samenwerken, feedback geven en beroepshouding:
1 Wat vinden jullie van het resultaat? Welke aspecten herkennen jullie bij elkaar? Welke zijn sterk en welke zijn zwak?
Procesevaluatie:
2 Hoe is de keuze gemaakt voor de activiteit uit opdracht 4?
3 Hoe verliep de samenwerking?

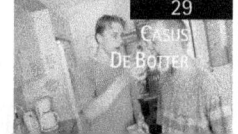

4 Welke elementen van de beroepshouding hebben in de samenwerking een rol gespeeld?
5 Op welke wijze heeft iedereen een bijdrage geleverd aan de sfeer in de groep?
6 Hoe werd er feedback, waardering of kritiek geuit? Hoe ging(en) je/jullie daarmee om?
7 Welke verschillende rollen hebben jullie in de groep kunnen ontdekken? Benoem deze.
8 Waaruit bleek dat jullie, ondanks onderlinge verschillen, een team vormden?

Leertaak 4

Zorg voor medicijnen

Vlak voor het eten pakt Emiel de avondmedicatie en deelt deze uit als iedereen aan tafel zit. 's Middags heeft hij deze met de middagploeg al uitgezet en nagekeken.

Oriëntatie

Cheriel, Rebecca, Henk, Bart en de andere bewoners van De Botter zijn jonge mensen met een verstandelijke handicap. Velen van hen gebruiken medicijnen. Een paar voorbeelden: Henk slikt zijn leven lang al medicijnen in verband met zijn epilepsie. Rebecca heeft regelmatig hoofdpijn en krijgt dan tabletten. Bart gebruikt een zalf omdat hij nogal snel smet achter z'n oren. Cheriel heeft geregeld een astma-aanval en gebruikt daarom een 'puf'-medicijn.

Zorg dragen voor medicijnen hoort bij je verantwoordelijkheid als verzorgende. In deze leertaak verdiep je je in de basiskennis die nodig is voor het omgaan met medicijnen zoals voorbereiding op het uitzetten, toedienen, controleren en registreren van medicijnen.

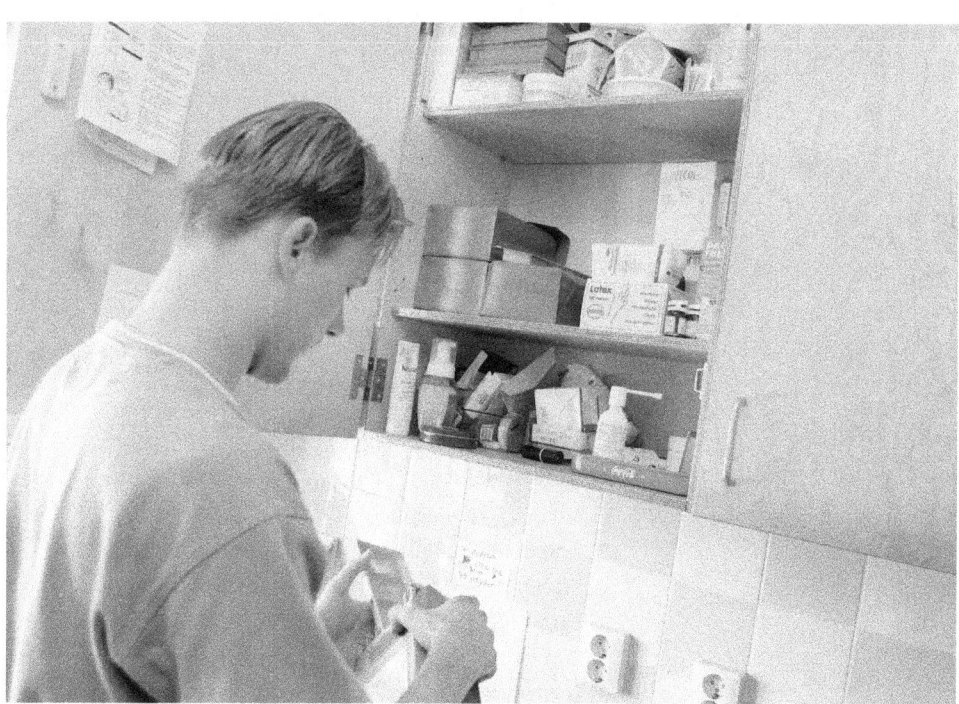

Zorg voor medicijnen hoort bij de verantwoordelijkheden van een verzorgende.

Doelstellingen

Na het werken aan deze leertaak kun je op een zorgvuldige manier:
- in verschillende toedieningsvormen medicijnen van een zorgvrager uitzetten
- op verschillende wijzen medicijnen aan een zorgvrager toedienen
- medicijngebruik van een zorgvrager controleren en registreren
- omgaan met gebruik en misbruik van medicijnen in het algemeen en specifiek bij verstandelijk gehandicapten.

Planning

Bespreek de opdrachten in deze leertaak met je begeleidend docent en schrijf op hoe en wanneer je daaraan gaat werken. Maak afspraken over het inleveren van opdrachten. Voor de demonstratie en het oefenen van vaardigheden is het nodig materialen (medicijnen) en het praktijklokaal te reserveren.

Richtlijn voor de studiebelasting:

Opdracht 1	0,5	sbu
Opdracht 2	1	sbu
Opdracht 3	2	sbu
Opdracht 4	4	sbu
Opdracht 5A	2	sbu
Opdracht 5B	2	sbu
Opdracht 5C	2	sbu
Opdracht 5D	1	sbu
Opdracht 6	2	sbu
Opdracht 7	1	sbu
Opdracht 8	1,5	sbu
Evaluatie	2	sbu
Totaal	21	sbu

Aanbevolen volgorde van werken: eerst opdracht 1, opdracht 2 en 3 kunnen in willekeurige volgorde, de rest in de aangeven volgorde.

Uitvoering

Opdracht 1 **je eigen medicijngebruik**

De een gebruikt makkelijk medicijnen, een ander stelt dit zo lang mogelijk uit. Hoe ben jij? Beantwoord onderstaande vragen eerst voor jezelf en bespreek ze daarna met je groepsgenoten.
a Heb je de afgelopen jaren medicijnen gebruikt?
b Waren dit medicijnen die door een arts waren voorgeschreven of ging het om zelfmedicatie (dit zijn medicijnen die vrij te koop zijn en die je naar eigen inzicht gebruikt)?
c Wat is/was de reden van je medicijngebruik?
d Lees je de bijsluiter?
e Was de bijsluiter duidelijk?
f Heb je je gehouden aan het tijdstip van inname en de voorgeschreven dosering?

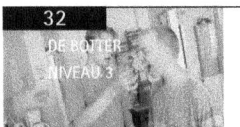

g Heb je wel eens medicijnen van een ander gebruikt?
h Maak je 'makkelijk' gebruik van medicijnen of juist minder makkelijk? Leg eens uit hoe dat komt.
i Hoe en waar berg je medicijnen thuis op?
j Wat doe je met medicijnen die je niet meer nodig hebt?

Opdracht 2 zelfmedicatie

Verzamel drie advertenties over zelfmedicatie. Plak ze op en werk in een kort verslag de volgende punten uit:
a Wat is de werking en wat zijn de bijwerkingen van deze medicijnen?
b Gebruik je deze medicijnen zelf of heb je ze wel eens gebruikt?
c Ben je een kritische medicijngebruiker en waar blijkt dat uit?
d In welke zorgsettings, vind je, mogen medicijnen voor zelfmedicatie wel of niet gebruikt worden? Waarom?
e Welke rol heeft volgens jou de verzorgende hierbij?

Bespreek de antwoorden van d en e met de docent en noteer de resultaten van deze bespreking.

Opdracht 3 bijsluiters en repertoria

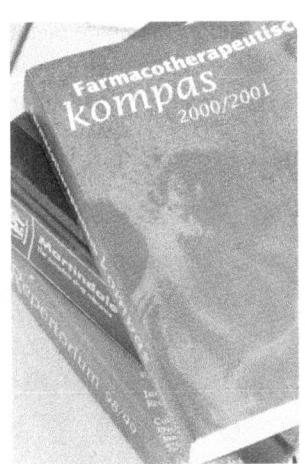

Informatie over medicijnen.

Medicijnen moeten officieel uitgetest en geregistreerd worden. Ook moet ieder medicijn dat over de toonbank gaat, voorzien zijn van een bijsluiter met informatie voor de gebruiker. Behalve op de bijsluiter is er ook informatie over medicijnen te vinden in een alfabetisch register. Dit noem je een 'repertorium' of 'formularium' (meervoud repertoria/formularia). Voor deze opdracht heb je bijsluiters en een repertorium of formularium nodig.
Verzamel drie bijsluiters en lees deze zorgvuldig door. Werk in een kort verslag de volgende vragen uit:
a Is de beschreven informatie begrijpelijk?
b Over welke onderwerpen verstrekt de bijsluiter gegevens?
c Noem de aandoening waarvoor het medicijn gegeven wordt.
d Ga na of duidelijk is aangegeven hoe het medicijn gebruikt moet worden.
e Noem de belangrijkste bijwerkingen.
f Op welke manier moet het medicijn bewaard worden?
g Is het medicijn ook in een andere vorm verkrijgbaar?
h Onder welke groep van medicijnen valt dit medicijn in te delen?

Opdracht 4 bezint eer ge begint

In de casus lees je dat er op gezette tijden medicijnen uitgedeeld worden door een groepsleider. Voordat je als verzorgende medicijnen kunt gaan uitzetten, moet je eerst de nodige achtergrondinformatie over medicijnen hebben.
Werkwijze: verdeel de groep in subgroepen. Maak per subgroep van elk van de hieronder genoemde onderwerpen vijf vragen die je vervolgens doorgeeft aan een andere subgroep. Noteer ook de antwoorden om de vragen na te kunnen kijken. Beantwoord vervolgens in de subgroep de vragen die door anderen zijn gemaakt. Rouleer daarna de vragen.
Het is de bedoeling dat de vragen aan elke subgroep doorgegeven worden.
Elke subgroep neemt een onderdeel voor zijn rekening.
De volgende onderwerpen moeten aan de orde komen:
a benamingen, verkrijgbaarheid en etikettering van medicijnen
b verschillende werkingen van medicijnen
c toediening van medicijnen, de werking in het lichaam, reacties en bijwerkingen

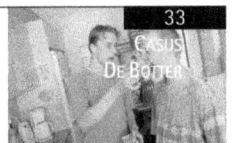

d toedieningsvormen van medicijnen
e groepen medicijnen (zie ook repertorium)
f taken en verantwoordelijkheden van de verzorgende en het bewaren van medicijnen.

Opdracht 5 **pillen en poeders**

a Eerst zal je docent de verschillende toedieningsvormen van medicijnen demonstreren en bekijk je de video *Medicijnen uitzetten* en/of de cd-rom *Medicijnen*.
b Nu ga je zelf toedieningsvormen demonstreren. Vorm subgroepen van drie personen en bereid in de subgroep een demonstratie voor van het toedienen van diverse geneesmiddelen:
  1 oraal medicijnen toedienen
  2 ogen druppelen
  3 oren druppelen
  4 neusdruppelen
  5 zalven
  6 gorgelen
  7 stomen
  8 inhalatie.
  Maak gebruik van handelingsschema's of protocollen zoals ze in de literatuur staan of vraag protocollen binnen een instelling op en vergelijk ze met elkaar.
  Het materiaal dat je voor de demonstratie gebruikt, zijn placebo's of onschuldige middelen. Je docent helpt je hierbij.
c Demonstreer de verschillende medicijnen aan de groep. Maak een verdeling van zorgvrager, zorgverlener en iemand die het uitlegt aan de groep.
  Iedereen oefent vervolgens de verschillende vaardigheden.
d Wat ging goed en wat minder goed? Noteer zo nodig aandachtspunten.

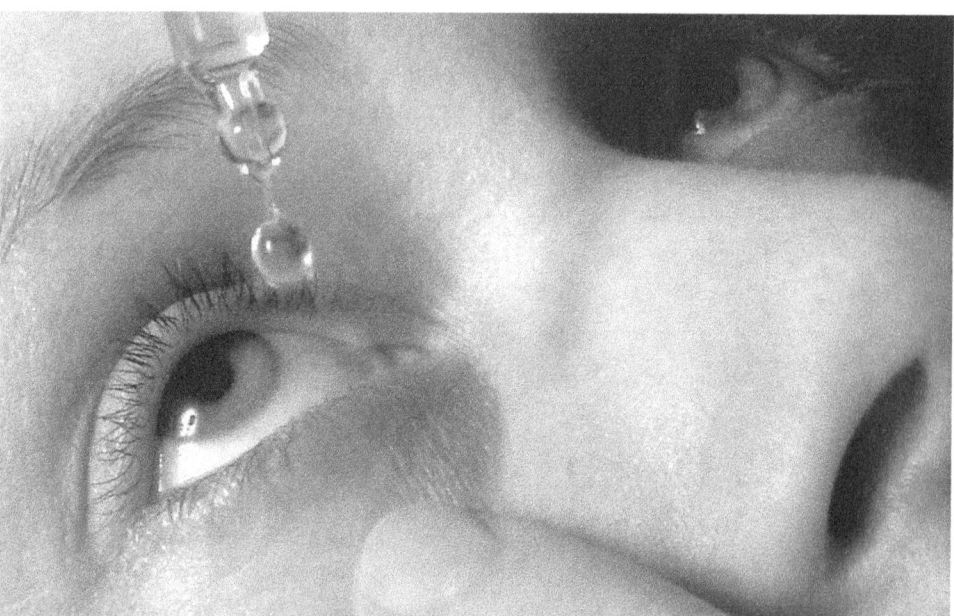

Ogen druppelen.

Opdracht 6 **weet wat je slikt**

Beschrijf van onderstaande medicijnen de werking, het soort medicijn (de groep) en de mogelijke bijwerkingen en daaruit voortvloeiend de observatiepunten voor de verzorgende. Maak gebruik van internet, repertoria, bijsluiters en andere naslagwerken. Je kunt hiervoor per medicijn een pagina nemen of ze op een A4'tje in schema zetten:

- amoxilline
- fenobarbital
- Sintrom®
- siroop lactulosi
- digoxine
- furosemide
- acetylsalicylzuur
- twee medicijnen naar eigen keuze.

Opdracht 7 **medicijn(registratie)systemen**

Elke instelling of zorgsetting heeft zo zijn eigen registratiesysteem voor het bijhouden en uitzetten van medicijnen. Vraag op of verzamel (tijdens je stage of beroepspraktijkvorming) van zoveel mogelijk verschillende instellingen of zorgsettings het medicijnregistratiesysteem. Neem voorbeelden mee naar school en vergelijk ze met elkaar op de volgende onderdelen:

a Welke tijden worden aangehouden?
b Zijn de tijden goed verdeeld over 24 uur?
c Hoe staat de dosering vermeld?
d Is er ruimte voor bijzonderheden (bijvoorbeeld een allergie) op de kaart?
e Is er ruimte om af te tekenen?
f Is er ruimte voor veranderingen?
g Is de kaart overzichtelijk?
h Opvallende verschillen?
i Welk systeem komt als beste uit de 'test'?

Opdracht 8 **medicatie in de verstandelijk gehandicaptenzorg**

In de verstandelijk gehandicaptenzorg wordt een aantal typen medicijnen veelvuldig gebruikt.

a Zoek uit welke dit zijn.
b Welke aandachtspunten gelden vooral voor deze groep zorgvragers bij het gebruik van deze medicijnen?

Evaluatie

Voor of tegen?
In elk werkveld wordt er op een eigen wijze met medicijnen omgegaan. In de casus lees je een aantal keren iets over medicijnen. Medicijnen worden door de groepsleiding beheerd en toegediend. Je kunt je voorstellen dat er mensen zijn die het zelf kunnen. Moeten verzorgenden die zorg dan wel overnemen? Wat te doen als Cheriel haar astmamedicijnen weigert of Bart geen zin meer heeft in de zalf?
In dit stellingenspel (zie *Hoe pak ik dat aan?* van M. Cox) ga je hier en over andere zaken een mening vormen en argumenten geven en weerleggen. Ter voorbereiding kun je nogmaals terugkijken naar verkregen inzichten uit eerdere opdrachten (opdracht 2d en 2e, 4b en 8b)
Werkwijze:
Op bord of op een sheet staan de stellingen. Het lokaal is verdeeld in hoeken met voor, tegen en weet niet. Bij elke stelling verdelen jullie je in de hoeken. Vervolgens krijgt elke partij twee minuten de kans om met argumenten de andere partij over te halen. Je mag overlopen, maar dat hoeft niet.

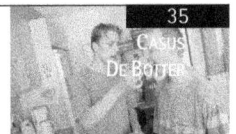

1 Het toedienen van placebo's is te allen tijde uit den boze.
2 Het is onverantwoord dat bewoners in instellingen medicijnen in eigen beheer houden.
3 Homeopathie is kwakzalverij.
4 Controle op inname van medicijnen moet altijd gebeuren.
5 Verzorgenden moeten van alle medicijnen die ze uitzetten de werking en bijwerking kennen.
6 Geef nooit medicijnen die door een ander zijn uitgezet.
7 Een verstandelijk gehandicapte zorgvrager heeft het recht medicijnen te weigeren.
8 Reclame voor medicijnen moet verboden worden.
9 Als je medicijnen goed verpakt, kun je ze gewoon in de prullenbak weggooien.
10 Medicijnen kunnen net zo goed via een postorderbedrijf besteld worden.

Leertaak 5

Assertiviteit en ongewenste intimiteiten

Cheriel is een zeer bedrijvig meisje, dat duidelijke grenzen nodig heeft. Ze doet de groepsleiding vaak na wat nog wel eens spanningen geeft bij de andere bewoners. Ze slaat direct een arm om Jeroen heen en zegt: "Jeroen, zal ik anders je vriendin worden?"
Jeroen slaat haar arm weg waarop Cheriel hem niet-begrijpend aankijkt. Cheriel gaat demonstratief met een vastberaden blik aan het eind van de tafel zitten.

Emiel is een stevige, grote vent die niet zo snel van zijn stuk gebracht wordt. Emiel komt de volgende avond ontspannen binnen en begint enthousiast aan zijn werk. Het is Johanna's derde avonddienst. Ze vond het niet zo leuk toen ze hoorde dat ze met Emiel zou werken, ze vindt dat hij te veel bravoure heeft en te populair doet. Hij noemde haar vanaf het begin nooit bij haar naam, maar altijd 'vrouwtje' of 'schoonheid'. Ook nu weer. Terwijl ze samen in de keuken bezig zijn, slaat hij een arm om haar heen en zegt: "Zo schone keukenprinses, zullen we eens even wat lekkers maken?" Ze duwt wrevelig zijn arm weg, waarop Emiel zegt: "Kom, niet zo verlegen hoor, zo ben ik nu eenmaal, daar moet je maar aan wennen." Johanna voelt zich nog onzekerder worden en zou er heel wat voor over hebben als de avond voorbij was.

Oriëntatie

In de bovenstaande situaties uit de casus is er sprake van ongewenste intimiteiten. In de eerste situatie zien we een ongewenste intimiteit tussen twee verstandelijk gehandicapte zorgvragers, namelijk Cheriel die Jeroen tegen zijn zin omhelst. Jeroen is in staat om voor zichzelf op te komen en duidelijk te laten merken dat hij de omhelzing van Cheriel niet op prijs stelt. Veel mensen met een verstandelijke handicap zijn echter niet assertief genoeg en worden daarom makkelijk het slachtoffer van ongewenste intimiteiten.

In de tweede situatie uit de casus gaat het om Emiel en Johanna. Beiden zijn stagiaires. De positie van stagiaire brengt met zich mee dat het soms moeilijk is voor de stagiaire om op te komen voor de eigen belangen. Dit idee werd bevestigd door een actie van de vakbond AbvaKabo. Begin mei van het jaar 2000 organiseerde de AbvaKabo een meldweek voor klachten van stagiaires in de zorg- en welzijnssector. Uit de meldingen kwam naar voren dat veel leerlingen, vanwege slechte ervaringen, afhaken tijdens de stage. Vooral de begeleiding liet te wensen over. Niemand die daarover in de praktijk iets durfde te zeggen. Leerlingen durf-

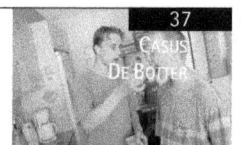

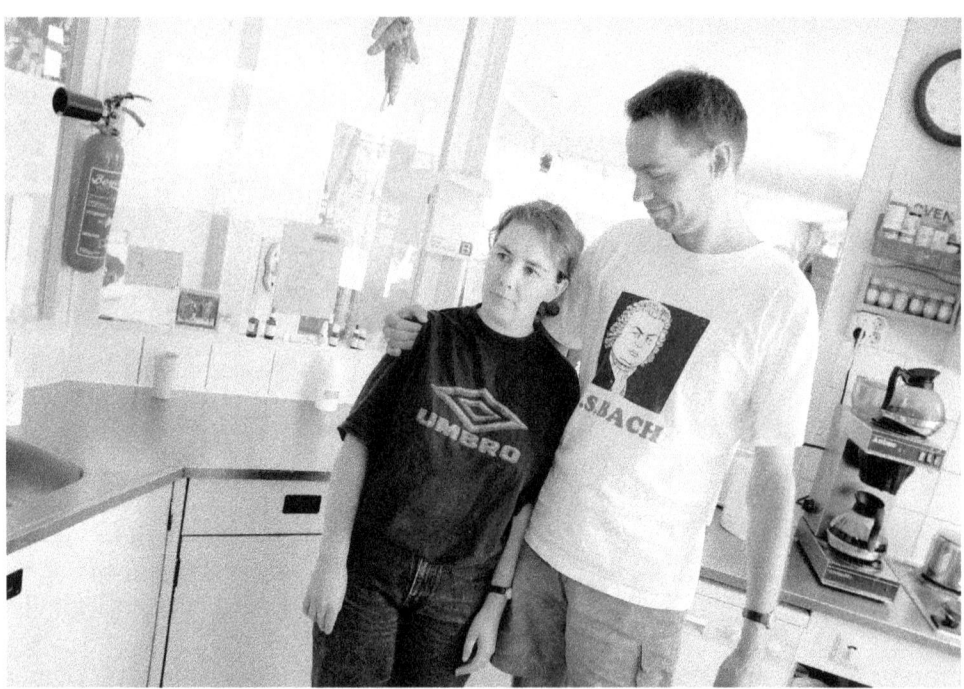

"... zullen we eens even wat lekkers maken?"

den zich niet assertief op te stellen uit angst voor een slechte beoordeling.
Kijken we naar de stagiaires uit de casus dan lijkt Emiel wel assertief te zijn. Johanna gaat dit minder goed af. Ze werkt niet graag met Emiel en als hij te dichtbij komt, voelt ze zich onzeker worden. Johanna zegt hier niets van. Toch zou het beter zijn als ze dat wel zou doen, te meer omdat Emiel de grenzen van de intimiteit overschrijdt. Stel dat jij Johanna zou zijn, hoe zou je dan reageren?

Niet alleen op het collegiale vlak krijg je in de zorg te maken met intimiteit en soms ongewenste intimiteit. De directe zorgverlening brengt met zich mee dat je regelmatig in de intieme zone van de zorgvrager treedt. Denk maar aan wassen, aankleden, iemand verplaatsen. Juist in de verstandelijk gehandicaptenzorg, vooral op laag- en middenniveaugroepen, gaan mensen lichaamsgericht met elkaar om. Dit wordt ook wel de 'knuffelcultuur' genoemd, waarin zorgvragers en zorgverleners elkaar lichamelijke aandacht geven in de vorm van een knuffel, een aai of streling. Er wordt bewust een warme leefomgeving gecreëerd, waarin tussen de zorgvragers onderling en tussen de zorgvragers en de zorgverleners een vertrouwensband kan ontstaan.

In deze leertaak ligt het accent op assertiviteit in relatie tot ongewenste intimiteit. Naast het verdiepen in de verschillende begrippen, is het ook belangrijk om na te gaan in hoeverre je zelf assertief (genoeg) bent om bijvoorbeeld om te gaan met ongewenste intimiteiten. We bekijken deze leertaak vanuit twee posities, namelijk de positie van de verzorgende en de positie van de verstandelijk gehandicapte.

Doelstellingen

Na het verwerken van de leertaak kun je:
- de begrippen non-assertiviteit, subassertiviteit, assertiviteit en agressiviteit verduidelijken en bij ieder begrip kenmerken en voorbeelden noemen
- het belang van assertiviteit voor verzorgenden verwoorden

- in je lesgroep je eigen mening, inclusief de argumenten, naar voren brengen en daarover een discussie houden
- vertellen wat je vindt van je eigen non-assertieve, subassertieve en assertieve gedrag in persoonlijke en beroepsmatige situaties
- het belang van assertiviteit voor de verstandelijk gehandicapte verwoorden
- de begrippen gewenste intimiteit en ongewenste intimiteit verwoorden en met voorbeelden verduidelijken
- het belang van intimiteit voor het opbouwen van een vertrouwensband benoemen
- aangeven waardoor grenzen aan intimiteit bepaald kunnen worden
- eigen grenzen aan intimiteit met voorbeelden verduidelijken
- een protocol over seksuele intimidatie opvragen en kritisch bekijken
- factoren noemen die verstandelijk gehandicapten extra kwetsbaar maken voor seksuele intimidatie.

Planning

Lees de opdrachten goed door en noteer hoe en wanneer je daaraan gaat werken. Bespreek dit met je begeleidend docent. Maak ook afspraken over het werken in subgroepen, het inleveren van opdrachten en de terugrapportage naar de lesgroep.

Je kunt gebruik maken van de volgende literatuur: een leerboek over deelkwalificatie 204 Interactie in beroepssituaties (thema 'Assertiviteit'), *Seksuele intimidatie in de zorg* van M. Bos, het boekje *Daar praat je niet over!? Intimiteit en verpleging* van Verpleegkunde Nieuws en NU '91 en relevante artikelen uit het maandblad voor de verstandelijk gehandicaptenzorg, '*Klik*'. Het is raadzaam om van de verschillende opdrachten een logboek bij te houden. Het geeft inzicht in je leerproces en het vergemakkelijkt het terugvinden van eerdere standpunten, die je bij volgende opdrachten nodig hebt.

Richtlijn voor studiebelasting:

Oriëntatie en planning	0,5	sbu
Opdracht 1	3,5	sbu
Opdracht 2	4,5	sbu
Opdracht 3	1,5	sbu
Opdracht 4	3,5	sbu
Opdracht 5	1,5	sbu
Opdracht 6	2,5	sbu
Opdracht 7	2,5	sbu
Opdracht 8	3	sbu
Opdracht 9	2,5	sbu
Opdracht 10	2	sbu
Evaluatie	2	sbu
Totaal	29,5	sbu

Ondanks dat er een samenhang is tussen assertiviteit en ongewenste intimiteiten kunnen deze thema's ook afzonderlijk bestudeerd worden. Wil je echter als verzorgende om kunnen gaan met ongewenste intimiteiten, dan is een assertieve houding belangrijk. In het laatste geval is het aan te bevelen om de opdrachten in de aangegeven volgorde te maken.

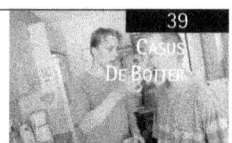

Uitvoering

Assertiviteit

Opdracht 1   **voor jezelf opkomen**

a Brainstormen: Stel dat jij Johanna zou zijn, hoe zou jij je dan opstellen?

b Je verdiept je vervolgens in de begrippen non-assertiviteit, subassertiviteit, assertiviteit en agressiviteit.
Zoek de betekenis van deze begrippen op in de literatuur. Ga ook na welke kenmerken er bij deze begrippen horen.
Maak hiervan een beknopte schriftelijke samenvatting. Schrijf bij ieder begrip enkele voorbeelden. Deze voorbeelden hebben zowel betrekking op je persoonlijke situatie als beroepsmatige situatie. Welke begrippen en voorbeelden passen bij het gedrag van Emiel en Johanna?
Waarom is het belangrijk om als verzorgende assertief te zijn?

c Zoek in het open leercentrum van je school naar een videoband over assertiviteit, bij voorkeur over assertiviteit in de zorgverlening. Welke kenmerken van assertief gedrag tref je aan? Welke kenmerken passen wel bij jou en met welke zou je veel moeite hebben? Hoe komt dat?

d Assertief zijn is in de regel geen vaardigheid dat je altijd en overal beheerst. Dat kan nog wel eens van de ene tot de andere situatie verschillen.
Ga na hoe jij je in de volgende situaties zult opstellen: non-assertief, sub-assertief, assertief of agressief:
- als stagiaire in een teamoverleg je mening geven
- een collega vraagt aan jou om een avonddienst te draaien terwijl het je niet uitkomt
- een vriendin, ze is nogal slordig, wil jouw nieuwe jurk lenen voor een feestje
- je ouders zijn erg bezorgd en staan niet toe dat je na het uitgaan later dan 2 uur thuis komt
- je wilt een kledingstuk ruilen, terwijl je het bonnetje niet meer hebt
- een zorgvrager maakt een racistisch grapje tegen jou
- je kunt niet meer pinnen en de enige die in de buurt is om geld te lenen, is je buurvrouw die bekend staat als 'Het Nieuwsblad van het Oosten'
- je bent een verstandelijk gehandicapte zorgvrager aan het helpen en plotseling knijpt hij in je arm
- je werkt in de thuiszorg en mevrouw geeft je voortdurend huishoudelijke opdrachten.

Wissel in een subgroep de bevindingen uit. Als je niet tevreden bent over je eigen assertieve gedrag, ga dan met elkaar na hoe het anders zou kunnen. Geef elkaar tips.
In verband met zelfreflectie is het goed om bij de volgende spelopdrachten (opdracht 1e, 2a en 2b) de videocamera te gebruiken en naderhand de opname te bekijken en te bespreken.

e Vorm een subgroepje van maximaal vier personen. Ieder voor zich maakt een lijstje met 'moeilijke voor zichzelf op te komen' onderwerpen. Vergelijk de lijstjes. Zijn er gemeenschappelijke onderwerpen? Zo ja, ga samen na wat er moeilijk aan gevonden wordt en hoe dat komt. Kies een van de onderwerpen uit en maak er een rollenspel van. Raadpleeg voor het rollenspel het werkvormenboek *Hoe pak ik dat aan?* van M. Cox. Speel het spel vanuit verschillende rollen, namelijk:
- de non-assertieve rol
- de subassertieve rol
- de assertieve rol
- de agressieve rol.

Welke verschillende effecten hebben deze rollen op het verloop van de situatie? Bespreek het spel na. Betrek in de nabespreking de volgende punten:

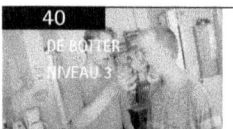

- invulling van de rollen en hoe er op de verschillende rollen werd gereageerd
- wat ging goed en wat ging niet goed, waarom?
- wat heb je geleerd met betrekking tot assertief-zijn in relatie tot jezelf?

Opdracht 2 'hallo, hier ben ik!'

a Welke persoon heeft de meeste invloed? Lang niet altijd diegene die het bij het rechte eind heeft. Juistheid hoeft niet altijd samen te gaan met overtuigingskracht en zeggingskracht. Iemand kan een inhoudelijk sterk verhaal houden, maar heel saai overkomen. Andersom is ook mogelijk: iemand heeft inhoudelijk een slap verhaal, maar weet dat met zoveel overtuigingskracht te brengen zodat iedereen er in gaat geloven. Er zijn mensen die door bepaalde eigenschappen veel macht en invloed naar zich toe weten te trekken. Over welke eigenschappen moet je volgens jou beschikken om de ander te overtuigen van jouw verhaal? Oefen deze eigenschappen in je subgroep door bijvoorbeeld een spreekbeurt te houden over een onderwerp dat je interesseert. Of door een pleidooi te houden over een stelling waar je achter staat. Probeer met overtuigingskracht je onderwerp of argumentatie voor de stelling over te brengen op de anderen. Spreek met elkaar af dat er pas op het eind van je spreekbeurt of pleidooi door de toehoorders gereageerd mag worden. Gebruik het werkvormenboek *Hoe pak ik dat aan?* van M. Cox voor het formuleren van stellingen.

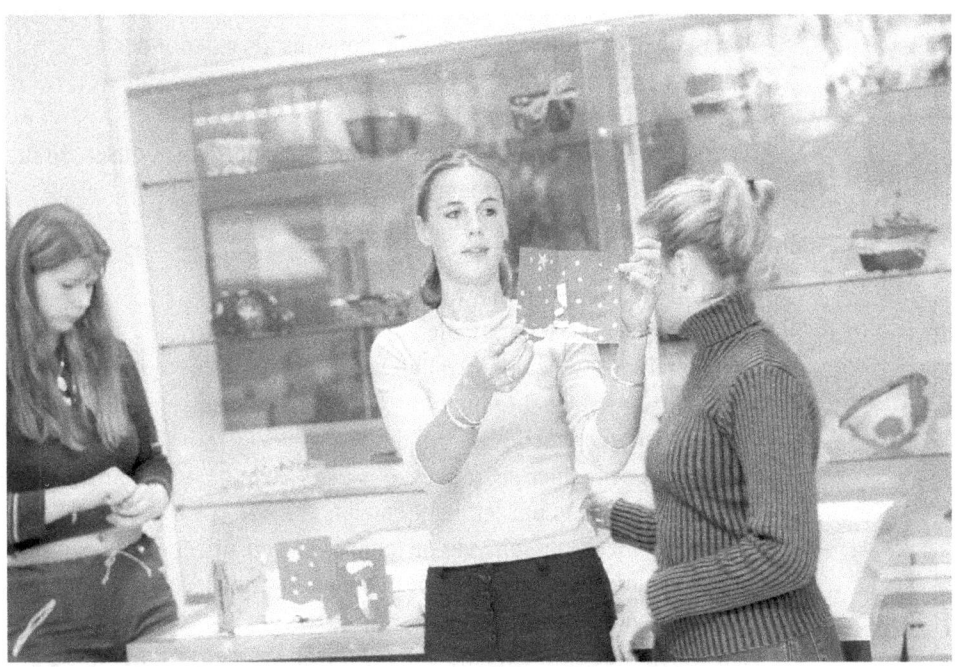

Bij het houden van een spreekbeurt is overtuigingskracht nodig.

Evalueer deze oefening. Betrek hierin de volgende punten:
- benoem concreet die eigenschappen die ertoe bijdroegen dat het onderwerp of pleidooi interessant was en bleef
- bespreek de mate van betrokkenheid tussen degene die de spreekbeurt hield en de toehoorders
- ga na of de mening(en) en argumenten duidelijk waren
- bespreek de opbouw van de argumenten
- werd er met overtuigings- en zeggingskracht gesproken?
- kwam het geloofwaardig over?

b Zoek in de mediatheek van je school of in de openbare bibliotheek naar toneelteksten die verband houden met het thema assertiviteit, macht en invloed. In de soap Goede tijden, slechte tijden (of een andere soap) zijn spelscènes die zich goed lenen voor het spelen van assertieve rollen. Je kunt ook een soaptekst overschrijven en voor deze opdracht bewerken. De tekst moet er wel zo uit gaan zien dat het betrekking heeft op het spelen van assertieve rollen.

Speel de tekst met een aantal klasgenoten. Probeer in je spel verschillende houdingen en gedragingen uit die betrekking hebben op assertief-zijn en ga na welke invloed deze hebben op het spelverloop. Evalueer de oefening. Betrek hierin de volgende vragen:
— welke houdingen of gedragingen van assertiviteit waren herkenbaar?
— welke invloed had dit op de tegenspeler(s)?
— was er sprake van onderlinge beïnvloeding?
— gebeurde dit op een positieve of op een negatieve manier?

Opdracht 3 assertieve verstandelijk gehandicapten

Op een congres van verstandelijk gehandicapten hebben de deelnemers (de verstandelijk gehandicapten zelf) in workshops een aantal standpunten geformuleerd:

- Wij zijn geen doetjes.
- Wij willen niet betutteld worden.
- Wij moeten de kans krijgen om fouten te maken: alle mensen leren van fouten.
- Wat een ander niet kan, kan ik misschien wel; dus niet dezelfde leefregels voor iedereen.
- Wij hebben dezelfde wensen en verlangens als ieder ander.
- Begeleiders mogen niet aan spullen van de bewoners komen.
- Handicap is een rot etiket; je bent langzamer.
- Er zou een film moeten komen over hoe raar normale mensen op ons reageren, bijvoorbeeld als we alleen maar langs lopen.
- Wij willen zelf kiezen voor vakanties.
- Wij willen zelf kiezen wat we eten.
- Wij willen onze eigen mentor kunnen kiezen.
- Wij willen zelf kiezen met wie we in een huis wonen.
- Er moeten overal bewonersraden komen.
- Waarom krijgen vluchtelingen wel snel een huis en wij niet?
- Wij hebben geen medelijden nodig.
- Wonen op de manier die je wenst, is een erkenning van de persoon die je bent.
- Wij willen trots op onszelf kunnen zijn.
- Wij willen meebeslissen over de leiding, dus ook meedoen in een sollicitatiecommissie.
- Wij willen niet dat de leiding beslist over het seksleven van anderen.
- Wij willen goede voorlichting over seks, voorbehoedmiddelen en aids.
- Wij willen niet als klein kind aangesproken worden, en niet in de derde persoon.
- Wij willen met ons werk een salaris verdienen en ATV-dagen, net als ieder ander.
- Wij willen niet dat onze bazen en collega's ons voor de gek houden.
- Wij kunnen meer dan niet-gehandicapten denken.
- Wij willen in een gewoon bedrijf met gewone mensen werken, en gelijk behandeld worden.
- De leiding houdt experimenten met werk vaak tegen.
- Wij willen zelf weten wat we doen in onze vrije tijd.
- Wij moeten een cursus 'mondigheid' volgen, om te leren tegen de leiding op te komen.
- Wij willen serieus behandeld worden.

(Uit: Klik, maandblad voor de verstandelijk gehandicaptenzorg)

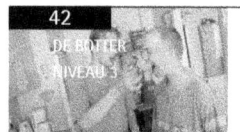

a Lees deze standpunten, die door verstandelijk gehandicapten zelf zijn geformuleerd, nogmaals goed door. Vorm je een mening over deze standpunten en bespreek deze mening in de subgroep.
b Kies een of twee standpunten uit waar je als subgroep duidelijk een andere mening over hebt en ga dan na wat hiervan de betekenis is voor jouw attitude als verzorgende in de omgang met verstandelijk gehandicapten:
– Hoe kijk jij aan tegen het zelfbeschikkingsrecht van verstandelijk gehandicapten?
– Hoe lijkt het jou om om te gaan met assertieve verstandelijk gehandicapten in tegenstelling tot non-assertieve verstandelijk gehandicapten?
c Je hebt je een mening gevormd over de bovenstaande standpunten *van* verstandelijk gehandicapten en in de evaluatieopdracht 1 van de leertaak 'De zorgsetting' heb je je een mening gevormd over standpunten *over* verstandelijk gehandicapten.
Vergelijk jouw meningen over deze verschillende standpunten met elkaar en trek conclusies. Welke overeenkomsten en verschillen zie je? Leg je bevindingen voor aan de leerlingen uit je subgroep.

Opdracht 4 meer moeite met assertief zijn

De bovengenoemde groep verstandelijk gehandicapte congresgangers weet goed wat ze wil en heeft hun belangen naar voren gebracht in de hoop dat er iets in de zorg voor hen gaat veranderen. Andere groepen verstandelijk gehandicapten zijn veel kwetsbaarder en hebben daardoor meer moeite met assertief zijn.
a Lees de gegevens die je hebt verzameld via de oriëntatie-opdrachten over mensen met een verstandelijke handicap op pag. 9 en 10 nog eens door.
b Welke niveaugroepen zijn meer en welke niveaugroepen zijn minder redzaam in het opkomen voor zichzelf? Welke oorzaken zijn hiervoor aan te wijzen?
c Vergelijk de gegevens over een assertiviteitstraining die jijzelf zou kunnen volgen, met een assertiviteitstraining voor verstandelijk gehandicapten. Wat zijn de overeenkomsten en wat zijn de verschillen?
d Hoe kun jij in de verzorging zoveel mogelijk de eigen keuze en mening van de verstandelijk gehandicapte betrekken? In opdracht 3 heb je hier ook al iets over gezegd. Vergelijk je antwoorden.

Evaluatie

Door middel van de opdrachten heb je meer inzicht verworven in je mogelijkheden en belemmeringen ten aanzien van assertief gedrag.
1 Schrijf op basis van de verkregen informatie over assertiviteit een dialoog (gesprek) tussen een zorgvrager en een verzorgende. Uit deze dialoog moet blijken dat de verzorgende beschikt over een assertieve houding ten opzichte van de zorgvrager.
2 Schrijf met behulp van de onderstaande vragen een beknopt verslag:
– Assertiviteit wordt vaak geassocieerd met agressiviteit. Hoe komt dat?
– Vrouwen zijn minder assertief dan mannen. Klopt dit wel of niet? Waarom?
– De meeste verstandelijk gehandicapten kunnen niet voor zichzelf opkomen. Klopt dit wel of niet? Waarom?
3 Geef met eigen woorden aan waarom assertiviteit belangrijk is.
4 Over welke kenmerken van assertief gedrag beschik jij inmiddels en aan welke moet je nog werken? Voor de beantwoording bekijk je het resultaat van de opdrachten in deze leertaak en geef je aan wat je geleerd hebt over jezelf en assertief-zijn. Noteer onderdelen waaraan je nog moet werken. Geef ook aan hoe je dat denkt te gaan doen.
5 Je werkt als verzorgende op een afdeling. Een collega wil een dienst met je ruilen, maar

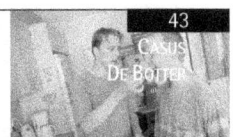

dat komt je niet goed uit. Geef een non-assertief, een subassertief, een agressief en een assertief antwoord.

Ongewenste intimiteit

Opdracht 5 intimiteit in de verzorging

Het intieme contact tussen zorgvragers en zorgverleners reikt verder dan wassen, in bad doen en gearmd over het instellingsterrein wandelen. Door samen te stoeien, te knuffelen, te zwemmen en te snoezelen, is er een direct lijf-op-lijf contact. Het 'intieme sfeertje' is vaak van wezenlijk belang om contact te krijgen met de verstandelijk gehandicapte zorgvrager en hem of haar het gevoel van veiligheid en vertrouwen te geven.

a Verdiep je eerst in de begrippen gewenste en ongewenste intimiteit.
  Zoek de betekenis van deze begrippen op en vergelijk ze met elkaar. Bruikbare informatiebronnen zijn Heemelaar: *Seksualiteit, intimiteit en hulpverlening* en *Intieme grenzen* van Van Hemert Video/Rutgers Stichting.
  Als je zelf ervaringen hebt (gehad) met seksuele intimidatie, bespreek dit van tevoren met je mentor. Misschien kun je vrijstelling krijgen van onderdelen van opdrachten binnen deze leertaak. Mocht je hier niet voor kiezen, dan kun je ook aan de mentor vragen bij de uitwerking van de opdrachten die te veel van je vragen, ondersteuning te bieden.
  Daarnaast kun je beroep doen op hulp van een leerlingenbegeleider of vertrouwenspersoon binnen je school.

b Intimiteit is belangrijk in het verzorgend beroep. Zorgvragers zijn vaak kwetsbaar, voelen zich afhankelijk en moeten hun problemen bespreekbaar kunnen maken met hun zorgverleners. Een vertrouwensband is nodig om kwaliteit van zorg te kunnen bieden.
  – Benoem kenmerken van een vertrouwensband.
  – Hoe bouw je een vertrouwensband op?
  – Geef voorbeelden van gewenste intimiteiten die nodig zijn om een vertrouwensband tussen de zorgvrager en de verzorgende op te bouwen.

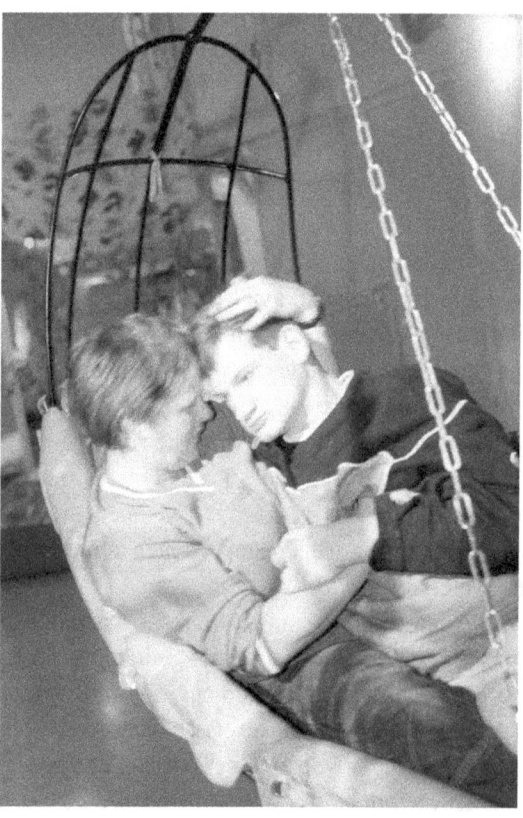

Soms zijn intimiteiten gewenst om een vertrouwensband met een zorgvrager op te bouwen.

Opdracht 6 **grenzen stellen aan intimiteit**

Binnen de intieme zone van iemand treden betekent nog niet dat je ook daadwerkelijk intimiteit met die persoon deelt. Bij een professionele houding hoort het bewustzijn dat je, ondanks dat je erg dicht bij iemand bent, toch altijd afstand houdt. Jij als verzorgende moet de grenzen bewaken tussen gewenste intimiteit en ongewenste intimiteit. Het bewaken van die grenzen vraagt om een assertieve houding.

a Raadpleeg het boek van M. Bos, *Seksuele intimidatie in de zorg*. In hoofdstuk 1 van dit boek wordt een definitie gegeven van seksuele intimidatie. Bekijk deze definitie en geef je mening hierover.

M. Bos geeft in hetzelfde hoofdstuk aan dat bij ongewenste, seksueel gerichte aandacht het lastig is om assertief te reageren. Bestudeer deze tekst en ga na wat de oorzaken hiervan zijn.
- Wat herken je wel/niet in de tekst?
- Hoe komt dat?
- Is er voor jou een relatie tussen ongewenste, seksueel gerichte aandacht en wel of juist niet assertief durven zijn? Geef een voorbeeld, zo mogelijk uit eigen ervaring.

b Het bieden van structuur en het stellen van grenzen is in veel zorginstellingen een belangrijke taak van de zorgverleners. In de onderstaande tekst vind je voorbeelden van aandacht in de intieme sfeer. Geef bij elk voorbeeld aan wat volgens jou wel of niet kan. Motiveer je antwoord.
- Een zorgvrager zegt tegen jou dat je mooie ogen hebt.
- Een collega noemt je 'schatje'.
- Het hoofd van je afdeling vraagt in een gesprek onder vier ogen of je al verkering hebt.
- Een verstandelijk gehandicapte van je afdeling gaat bij je op schoot zitten.
- Een collega van je vertelt altijd, als hij op de gezellige toer gaat, seksueel getinte moppen.
- Een leidinggevende, waar je goed mee op kunt schieten, moet altijd even aan je zitten (schouder of kont aaien).
- In de verstandelijk gehandicaptenzorg, 's avonds bij het naar bed brengen van de bewoners, even naast hen gaan liggen en knuffelen.
- Een zorgvrager nodigt je altijd uit om even bij hem op bed te gaan zitten.
- Over seks praten, waarbij de zorgvrager opgewonden raakt.
- Een zorgvrager maakt iedere keer complimentjes over de zorgtaken die je voor hem uitvoert (er is geen enkele zuster die zo lekker kan wassen).
- Een zorgvrager claimt jouw aandacht; wil alleen door jou verzorgd worden.
- Een ouder van een zorgvrager zoekt je thuis op om iets over zijn kind te vragen.
- Bij het wassen van de genitaliën krijgt een zorgvrager een erectie.
- Een zorgvrager vraagt tijdens het wassen om een massage.
- De zorgvrager leren om te masturberen.
- Een collega schuift bij de dienstoverdracht steeds dichter naar je op, als hij de kans krijgt raakt hij je heup of bovenbeen even aan.

c Deze opdracht is bedoeld om te experimenteren met afstand en nabijheid. Wanneer en waarom mag iemand binnen de intieme zone van je lichaam komen? Ga in de groep twee aan twee tegenover elkaar staan. Leerling A staat tegenover leerling B. Leerling A loopt richting leerling B. Leerling B roept 'stop' als zij vindt dat leerling A dicht genoeg genaderd is. Leerling A stopt dan.
- Vergelijk bij anderen de stop-afstand, vaak is deze verschillend, hoe zou dat komen?
- Doe nu hetzelfde, maar nu loopt leerling A gewoon door als er 'stop' geroepen wordt door leerling B. Pas als leerling A ervan overtuigd is dat zij moet stoppen, dan doet zij dit.
- Wanneer stopt A nu? Waarom moest zij stoppen? Was er iets in de stem, houding van leerling B? Was leerling B overtuigend genoeg?

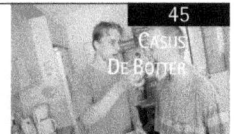

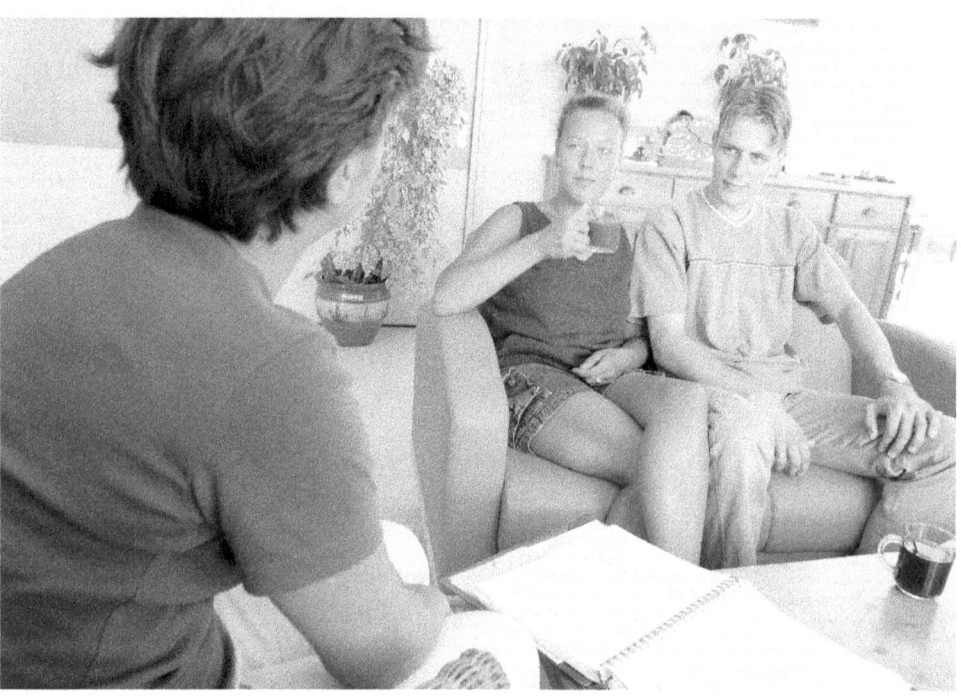

Waar ligt de grens?

- Deze oefening kan uitgebreid worden met verschillende vormen van lichamelijk contact. Bijvoorbeeld: hand vasthouden, arm aanraken, knie aanraken, hand op de schouder, arm om de schouders. Probeer je bij het aanraken bewust te zijn van opkomende gedachten, gevoelens en associaties.
- Na deze oefening volgt een korte uitwisseling van ervaringen in tweetallen en worden de rollen omgedraaid.
- Mogelijke evaluatievragen zijn:
  - Hoe was het om je grenzen aan te geven?
  - Heb je het voor jezelf veilig weten te houden of ben je over je grenzen gegaan?
  - Wat voor gevoelens, gedachten en associaties had je toen het spannend werd?

d Bespreek in de subgroep een of meerdere artikelen over intimiteit in de verzorging. Bruikbare artikelen staan in boekje *Daar praat je niet over!? Intimiteit en verpleging*, uitgegeven door *Verpleegkunde Nieuws* en NU '91, ter gelegenheid van het gelijknamige symposium gehouden op 15 februari 2000. Aan te bevelen zijn de artikelen 'De samenzwering van het zwijgen, seksualiteit als onderdeel van patiëntenzorg' op pag. 39 e.v., en 'De schaamte dichtbij, kwetsbaar opstellen en gêne benoemen' op pag. 44 e.v., van M. Enzlin. Aan het eind van ieder artikel worden praktische tips gegeven voor het hanteren van seksuele intimidatie. Lees deze tips goed door en ga daarbij na of ze voor jou wel of niet haalbaar zijn. Betrek hierin zo mogelijk eigen praktijkervaringen. Motiveer je antwoorden.

Opdracht 7 **'wilt u mijn hand loslaten alstublieft?'**

De volgende scène is gesitueerd op een denkbeeldige stageplek in een verzorgingshuis voor ouderen. Je loopt inmiddels vier weken stage op de afdeling 'somatiek'. Je vindt het een leuke stageplek en je begeleidster is tevreden over je leerproces.
Je bent op kamer 104 om meneer Van de Weert te wassen. Gisteren heb je hem ook gewassen. Je hebt een goed contact met hem; hij neemt je regelmatig in vertrouwen.
Het volgende speelt zich af:
Meneer Van de Weert houdt je hand vast. Hij kijkt je aan met een vleiende blik en zegt hoe blij hij is dat jij het vanmorgen bent om hem te wassen. Geen enkele zuster kan hem zó lekker wassen. Vannacht heeft hij van je gedroomd. Zijn kleine jongen speelde op, hij werd er

wakker van. Dat was lang geleden. Dankzij jou kon hij zich even helemaal laten gaan. Dat is toch niet erg? Nee, hé? (hij wacht jouw antwoord niet af, hij praat maar door). En nu sta jij opeens, zijn droombeeld van vannacht, aan zijn bed om hem nog een keer lekker te verwennen. Meneer Van de Weert masseert de rug van je hand. Uiteindelijk vraag je beleefd of hij je hand wil loslaten en met een rood hoofd vlucht je de gang op. In de verte hoor je meneer Van de Weert nog roepen: "Zeg schatje, waarom doe je nou zo koel? Ik dacht toch dat jij het ook leuk..."

— Wat roept deze praktijksituatie bij je op aan gevoelens en gedachten?
— Je vlucht de gang op, maar wat doe je verder?
— Bespreek jouw ideeën met je klasgenoten.
— Als je eigen ervaringen hebt met seksuele intimidatie – dit kan in de persoonlijke sfeer zijn, maar misschien ook binnen het beroep – en je wilt deze bespreken in de subgroep, dan kun je ondersteuning van je mentor vragen.
— M. Bos geeft in het boek *Seksuele intimidatie in de zorg* praktische aanwijzingen voor het omgaan met seksuele intimidatie. Vergelijk de ideeën van jezelf en je klasgenoten met de ideeën van M. Bos.
— Ieder voor zich maakt een samenvatting van het voorgaande en bespreekt deze in de klas.

Opdracht 8 wet- en regelgeving

Deze opdracht kan in een subgroep gedaan worden, waarbij de taken over de verschillende subgroepleden verdeeld kunnen worden.

Veel werknemers weten niet goed wat de plichten zijn van een werkgever inzake seksuele intimidatie. Er zijn werkgevers die op basis van de Arbo-wet, een protocol hebben opgesteld voor seksuele intimidatie. Sommige organisaties hebben een vertrouwenspersoon en/of een klachtencommissie aangesteld.

a Doe op school navraag, bijvoorbeeld bij je mentor, leerlingenraad of leerlingencommissie, naar wat er is geregeld omtrent seksuele intimidatie en de preventie daarvan.

b Vraag bij een of meerdere stagebiedende instellingen naar een protocol of een andere regeling rond omgang met seksuele intimidatie onder het personeel en de preventie daarvan. Als je over meerdere protocollen beschikt, vergelijk ze dan met elkaar. Wat zijn de overeenkomsten en verschillen?
Vind je de regelingen duidelijk? Stel dat jij hiervan gebruik zou moeten maken, zou je dat lukken, kun je ermee uit de voeten? Wat vind je er goed aan en wat zou je willen veranderen, waarom? Heb je de indruk dat door deze regelingen seksuele intimidatie afneemt? Je zou dit laatste kunnen navragen bij die instellingen die je een protocol of een andere regeling hebben toegestuurd.

Opdracht 9 dat komt bij ons ook voor

Het heeft lang geduurd voordat instellingen voor verstandelijk gehandicapten durfden toe te geven dat seksuele intimidatie bij hen ook voorkomt. De overtuiging groeit dat verstandelijk gehandicapten juist extra kwetsbaar zijn op dit punt. Volgens het NISSO (Nederlands instituut voor seksuologisch onderzoek) worden jaarlijks gemiddeld 600 ongeoorloofde intieme handelingen met verstandelijk gehandicapten gepleegd. Verstandelijk gehandicapten zijn in zekere zin ideale slachtoffers omdat ze vanwege hun handicap niet of moeilijk voor zichzelf kunnen opkomen, de grens tussen gewenst en ongewenst intiem gedrag vaak niet goed begrijpen en in grote mate van afhankelijkheid leven ten opzichte van elkaar en van hun zorgverleners.

a Bestudeer de gegevens die je hebt verzameld voor de oriënterende opdracht over verstandelijke handicaps. Zoek naar factoren die ertoe bij kunnen dragen dat verstandelijk gehandicapten extra kwetsbaar zijn voor seksuele intimidatie.

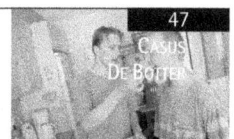

b Op basis van de verstandelijke handicap is het moeilijk om zicht te krijgen op de omvang van het probleem seksuele intimidatie. Hoe komt dat denk je?

c Vanuit het ministerie van WVS is er sterk op aangedrongen dat instellingen voor verstandelijk gehandicapten beleid ontwikkelen op het gebied van seksualiteit en seksuele intimidatie. Vraag bij een of meerdere instellingen voor verstandelijk gehandicapten naar een protocol of andere regeling inzake seksuele intimidatie. Verwacht je dat een protocol helpt tegen seksuele intimidatie? Bestudeer het protocol. Zou jij het protocol kunnen hanteren? Waarom wel, waarom niet? Wat zou je willen veranderen?

Opdracht 10 'het leren rokje van Ralph'

Ralph is een jongen van 19 met een matige tot licht verstandelijke handicap. Hij woont al vanaf zijn kinderjaren in een instelling voor verstandelijk gehandicapten. Iedereen die bekend is met de instelling waar Ralph woont, kent hem vanwege zijn rokje en het gedrag dat daarbij hoort. Iedere avond trekt hij zich terug op zijn kamer, doet zijn ondergoed uit en trekt over zijn blote lijf het leren rokje aan. Dat windt hem op. Soms maakt hij harde kreunende geluiden waar een onervaren zorgverlener met spoed op af komt. Ralph vindt dit prachtig en raakt hier opgewonden van. Meestal wordt hij met rust gelaten en nadat hij een tijdje op bed heeft gelegen, trekt hij erop uit. Hij wandelt vaak over het instellingsterrein en valt soms andere wandelaars lastig met schuttingtaal. Als hij de kans krijgt, pakt hij een van hen bij de hand en legt deze op zijn kruis. Menig wandelaar heeft zijn beklag hierover gedaan bij de directie.

Stelling: Ralph heeft recht op zijn eigen seksualiteitsbeleving. Die wandelaars gaan maar ergens anders heen, zij hebben meer bewegingsvrijheid dan Ralph. Bovendien is het de woonomgeving van Ralph.

Ralph is verliefd geworden op Pim. Pim is een jongen van 17 en woont in dezelfde zorginstelling als Ralph. In het begin leek de liefde wederzijds. Pim kwam vaak bij Ralph op de kamer. De deur ging dan op slot. In het kader van de privacy wilde de groepsleiding hen niet storen. Er was wel een hoop herrie. De medebewoners van Ralph stoorden zich hieraan. Na een avond met veel lawaai is Pim niet meer teruggekomen. De mentor van Pim verbood hem dit omdat hij lichamelijke klachten kreeg die vermoedelijk in verband stonden met het contact met Ralph. Als Ralph nu 's avonds naar buiten gaat, staat hij in de tuin van de woning van Pim onafgebroken naar binnen te kijken. Als hij Pim ziet, roept hij hard zijn naam. Het gedrag van Ralp leidt tot irritaties tussen de groep en de groepsleiding van Pim en de groepsleiding van Ralph. Gisteren heeft Ralph zijn rokje kapot gemaakt.

Stelling 1: De groepsleiding van Ralph vindt dat Ralph recht heeft op zijn eigen seksualiteitsbeleving en dat Pim maar moet meedoen aan een assertiviteitstraining voor verstandelijk gehandicapten.

Stelling 2: De groepsleiding van Pim vindt dat Pim recht heeft op een beschermde woonomgeving en dat Ralph maar moet meedoen aan een sociale vaardigheidstraining voor verstandelijk gehandicapten.

a Lees de tekst nogmaals goed door.
b Doe eerst alsof je achter de stellingen staat en zoek naar argumenten voor (het gelovenspel). Schijf ze puntsgewijze op.
c Doe vervolgens alsof je tegen de stellingen bent en zoek dus naar tegenargumenten (het twijfelenspel). Schrijf ze puntsgewijze op.
d Als je de stellingen goed beargumenteerd hebt, dan kun je samen met je lesgroep het stel-

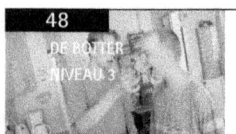

lingenspel spelen. De helft van de groep kiest voor de voorargumenten en de andere helft voor de tegenargumenten. Je kunt je docent vragen om de discussie te leiden. Je probeert elkaar te overtuigen.

Variatie: de helft van de groep is de groepsleiding van Ralph en de andere helft de groepsleiding van Pim.

Evaluatie

1 Assertief gedrag naar aanleiding van seksuele intimidatie is extra moeilijk. Waarom?
2 Verstandelijk gehandicapten kunnen geen grenzen stellen aan hun gedrag, dus ook niet aan hun behoefte aan intimiteit en seksualiteit. Klopt deze stelling wel of juist niet? Waarom?
3 In de ene situatie bestempel je bepaald intiem gedrag als gewenst, terwijl je hetzelfde gedrag in een andere situatie als ongewenst bestempelt. Leg dit uit. Gebruik voorbeelden bij je uitleg.
4 Bij seksuele intimidatie bestaat er bij alle partijen de neiging om het slachtoffer de schuld te geven ('ze heeft er zelf om gevraagd'-principe). Leg dit mechanisme uit in een artikeltje met een pakkende titel.
5 Verzamel het schriftelijk werk van de opdrachten uit deze leertaak en maak er een samenvattend logboek van. De nadruk ligt hierbij vooral op je leerproces, waarvan aan de orde moet komen:
   – korte beschrijving van de opdrachten
   – de wijze waarop je aan de opdrachten gewerkt hebt
   – wat je van de opdrachten hebt geleerd
   – wat je aan opdrachten hebt gemist
   – welke leerpunten zijn blijven liggen
   – de wijze waarop je verder aan het onderwerp wilt blijven werken.

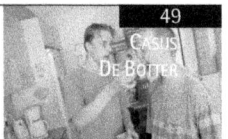

Leertaak 6

Omgaan met fysieke agressie

Soms is er iets op het terrein dat Kees bang maakt. Dan blijft hij stofstijf staan en gromt hij boos. Als je dan niet snel genoeg zorgt dat je Kees op de grond legt en zijn armen op de grond drukt, bijt hij zijn hele hand stuk. Zijn hand is al verschillende keren gehecht.

De koffie vliegt overal overheen, ook over het been van Henk. Die gilt het uit van de pijn. Cheriel gilt dat Bart de afstandbediening terug moet geven. Bart rent de tuin in door de openslaande deuren naar buiten. Emiel rent achter hem aan en schreeuwt tegen Bart: "Zo gaan we niet met elkaar om in de groep. Niet jij bepaalt de regels, maar ik." Bart wordt nog bozer en begint met zijn hoofd tegen de deur te bonken.

Oriëntatie

Agressie wordt door de meeste mensen gezien als iets negatiefs. De bovenstaande situaties uit de casus bevestigen dat min of meer. We hebben al gauw gewelddadigheid voor ogen staan: beelden van slaan, schoppen, spullen stuk maken, schreeuwen, schelden enz. Kortom: negatief getint gedrag. Toch hoeft agressie niet per se negatief te zijn. We kunnen agressie ook zien als een krachtige levensstroom, levensenergie of vitaliteit, die in ieder levend mens aanwezig is. Agressie kan positief aangewend worden, denk bijvoorbeeld aan een schoonmaakwoede, of een bepaald soort vastberadenheid die je nodig hebt om een goede prestatie te leveren op sportief gebied of om te studeren, om iemand te versieren, om meer te verdienen, meer te reizen. Volgens deze opvatting is agressie energie die van levensbelang is. De mens heeft het nodig om te overleven.

Desondanks wordt de negatieve kant van agressie in onze samenleving het meest benadrukt. Op dit punt heeft agressie veel gezichten. Kijken we nog eens naar de mensen uit de casus, dan zien we dat er sprake is van fysieke agressie (Kees bijt zijn hand stuk, Bart bonkt met zijn hoofd tegen de deur), verbale agressie (Emiel schreeuwt tegen Bart). Vaak gaat fysieke agressie samen met verbale agressie. Ook spreekt men in de literatuur van destructieve agressie (iets kapot maken) en defensieve agressie (afweren door bijvoorbeeld te slaan als je gepest wordt).

In deze leertaak verdiep je je in de verschillende oorzaken en vormen van agressie. Het is belangrijk dat je ook nagaat wat bij jou aanleiding kan zijn tot agressief gedrag, hoe je dat meestal uit en hoe je (de negatief getinte) agressie onder controle probeert te krijgen. Verder zul je opdrachten aantreffen die betrekking hebben op het leren hanteren van fysieke agressie in de zorgverlening.

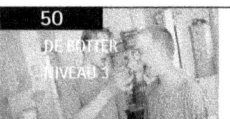

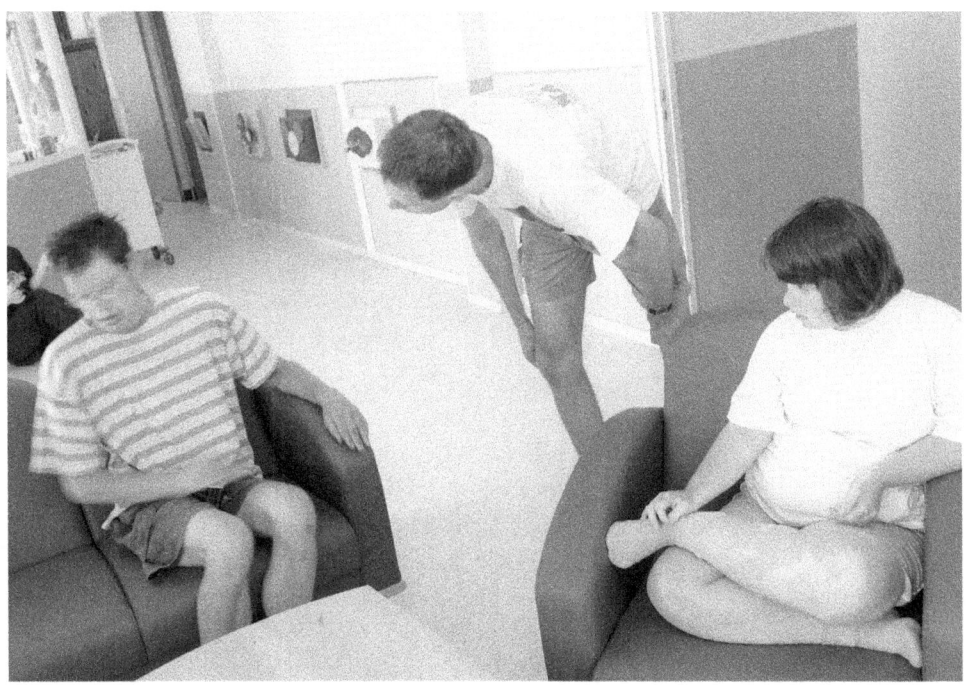

"Zo gaan we niet met elkaar om...!"

Doelstellingen

Na het verwerken van de leertaak kun je:
- de begrippen positieve, negatieve, verbale, fysieke, defensieve en destructieve agressie uitleggen en met voorbeelden verduidelijken
- vanuit de theorie vier verklaringen voor het ontstaan van agressie bij de mens aangeven
- vanuit de theorie verklaren waarom de mens op agressie reageert met angst
- agressie in een maatschappelijk kader plaatsen
- bij agressie geweldloze verweervormen toepassen
- bij agressie fysieke verweervormen toepassen
- enkele meest voorkomende ziektebeelden bespreken die samenhangen met agressie
- relevante wetgeving ten aanzien van het hanteren van middelen en maatregelen bij agressie in het kort toelichten.

Planning

Lees eerst de opdrachten goed door en noteer hoe en wanneer je aan welke opdracht gaat beginnen. Maak afspraken met je mentor en de lesgroep over het werken in subgroepen, het werken in de groep, het inleveren van schriftelijk werk en de terugrapportage van individuele en subgroepopdrachten naar de lesgroep. Suggesties voor literatuur: leerboek over deelkwalificatie 204 *Interactie in beroepssituaties* (thema: Omgaan met agressie), *Omgaan met agressie* van Geuk Schuur, relevante artikelen uit *Klik*, maandblad voor de verstandelijk gehandicaptenzorg en de cd-rom *Verpleegkundig handelen bij agressief gedrag*.

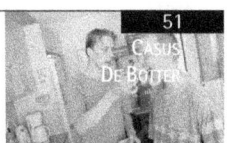

Richtlijn voor de studiebelasting:

Oriëntatie en planning	0,5	sbu
Opdracht 1	1,5	sbu
Opdracht 2	3,5	sbu
Opdracht 3	3,5	sbu
Opdracht 4	7	sbu
Opdracht 5	1,5	sbu
Opdracht 6	3	sbu
Evaluatie	2	sbu
Totaal	22,5	sbu

Het is belangrijk om de volgorde van de opdrachten aan te houden. Dit geldt zeker voor de opdrachten 1 t/m 4. Overleg met je mentor over de mogelijkheid om voor opdracht 4 een gastdocent uit te nodigen. Als je zelf ervaring hebt (gehad) met agressie, bespreek dit dan met je mentor. Misschien kun je voor bepaalde studieopdrachten binnen deze leertaak vrijstelling krijgen. Mocht je hier niet voor kiezen, dan kun je ook overwegen om ondersteuning van je mentor te vragen bij de uitwerking van die studieopdrachten die te veel emotionele reacties bij je oproepen. Daarnaast kun je beroep doen op de hulp van een leerlingenbegeleider of vertrouwenspersoon binnen je school.

Uitvoering

Opdracht 1 'ik agressief? hoezo?'

Stelling: Ieder mens beschikt over een portie gezonde en ongezonde agressie. Ook jij.

a De meeste mensen reageren ontkennend als hun gevraagd wordt of zij wel eens agressief zijn. Hoe komt dat denk je? Hoe zit dat bij jou?
b Ga voor jezelf na of de bovenstaande stelling klopt. Schrijf de belangrijkste conclusies op.
c Geef voorbeelden van agressie die zich op een positieve manier bij jou uitte en geef voorbeelden van agressie die zich op een negatieve manier bij jou uitte.
d Wat ging er aan vooraf (oorzaken)?
e Wat waren de gevolgen van deze agressie:
   – voor jou persoonlijk
   – voor je sociale omgeving
   – voor je materiële omgeving?
f Op welke wijze probeer jij negatieve agressie onder controle te krijgen?
g Als jezelf wel eens het slachtoffer van agressie bent geweest, probeer dan op te schrijven wat er toen gebeurde en hoe je hebt gereageerd.
   De meeste mensen reageren op agressie met angst. Deed zich dat bij jou ook voor? Zo ja, op welke manier? Hoe kijk je nu op deze gebeurtenis terug?
   In de planning is er reeds op gewezen dat als deze opdracht (en dat kan ook voor de andere opdrachten gelden) te veel emoties bij je oproept, je ondersteuning van je mentor kunt vragen.
h Welke uitingsvormen van agressief gedrag vind je wel acceptabel en welke niet? Benoem ook je argumenten.

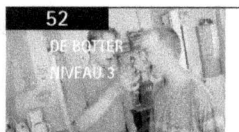

Opdracht 2 **hoe ontstaat agressie?**

Er zijn verschillende theorieën ontwikkeld die agressie proberen te verklaren. Bruikbare literatuur voor deze opdracht is hoofdstuk 2 uit het boek *Omgaan met agressie* van Geuk Schuur.

a Zoek naar een of meerdere definities van agressie.

b Geef met behulp van de hieronder genoemde theoretische denkmodellen, een korte verklaring over het ontstaan van agressie bij de mens:
  1 het drift-instinctmodel
  2 het frustratie-agressiemodel
  3 het leertheoretische model
  4 het neurobiologische model.

c Welke van de hierboven genoemde modellen past het beste bij de manier waarop agressie zich bij jou uit?

d Bij opdracht 1g heb je gekeken naar angst als reactie op agressie. Je kijkt in deze opdracht daar nog eens preciezer naar. In de literatuur worden verschillende verklaringen aangereikt voor het ontstaan van angst als reactie op agressief gedrag:

---

1 Het is een aangeboren, fysiologisch bepaalde reactie van levende wezens om bij bedreiging angst te voelen, dit roept de drang tot zelfbescherming op, adrenaline komt vrij en dat brengt ons in een verhoogde staat van paraatheid.

2 Agressief gedrag roept associaties, al dan niet bewust, op met vroegere ervaringen die we hebben opgedaan met agressie. Bijna iedereen heeft als kind wel een of meerdere ervaringen gehad met fysieke en/of verbale agressie. Hetzij persoonlijk, hetzij als getuige wanneer bijvoorbeeld een vriendje of vriendinnetje gepest werd. Voor een kind is, vanwege zijn afhankelijke, dus machteloze positie, de confrontatie met agressief gedrag vaak extra bedreigend.

3 De meeste mensen hebben geleerd om de eigen agressie te bedwingen, 'er onder te houden', in te slikken. Deze ingeslikte agressie leidt ertoe dat de angst voor de agressie van de ander, vaak gekoppeld is aan de angst voor de eigen agressie. Bijvoorbeeld in de opvoeding van meisjes wordt het toepassen van fysieke agressie minder geaccepteerd dan bij jongens. Het gevolg hiervan kan zijn dat meisjes minder weerbaar zijn t.a.v. agressie en er angstiger op reageren dan jongens.

Wat is jouw mening over deze verklaringen? Passen deze verklaringen bij de manier waarop jij op je eigen agressie en die van anderen reageert? Zoals gezegd is de manier waarop je op agressie reageert, voor een deel fysiek te verklaren en voor een ander deel aangeleerd. Hierboven zijn enkele voorbeelden daarvan genoemd. Probeer zelf ook voorbeelden op te schrijven over de manier waarop jij hebt geleerd met agressie om te gaan. Je kunt hierbij denken aan je fysieke reacties op agressie, aan je eigen opvoeding en gezinsachtergrond, aan de sociale klasse en met de (sub)cultuur waarvan je deel uitmaakt.

Opdracht 3 **een weekendje 'zinloos geweld'**

De negatieve betekenis van agressie overheerst in onze samenleving.

a Spreek met andere leerlingen uit je groep af dat je in een weekend artikelen verzamelt over agressie met een negatieve betekenis. Gebruik hiervoor het werkvormenboek *Hoe pak ik dat aan?* van M. Cox (hoofdstuk: Het verzamelen van informatie uit kranten en tijdschriften).

b Plak deze artikelen op een flap. Raadpleeg hiervoor het werkvormenboek *Hoe pak ik dat aan?* (thema: Het maken van een muurkrant).

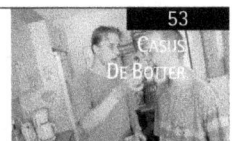

c Verdeel de artikelen evenredig over je groepsgenoten en een ieder analyseert een artikel op oorzaken, vormen en gevolgen van agressie.
d Leg verband tussen het artikel en de gegevens uit het literatuuronderzoek uit opdracht 2. Schrijf onder of naast de artikelen de gevonden verklaringen voor het agressieve gedrag.
e Bedenk een tekst bij de onderstaande afbeelding.

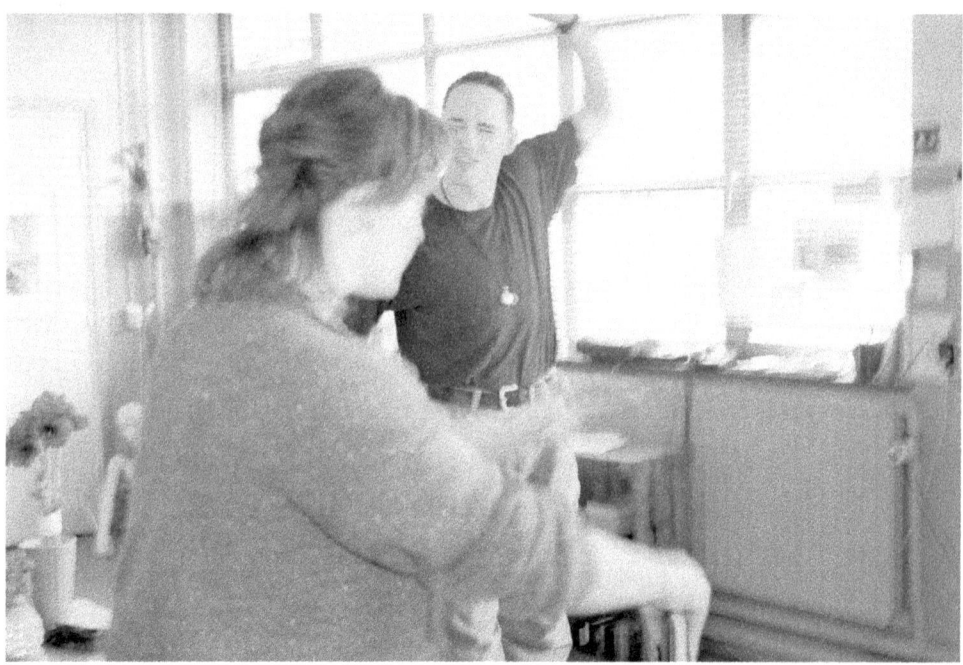

Opdracht 4 **professioneel handelen bij agressief gedrag**

a Welke ervaringen heb je tot nu toe opgedaan in het omgaan met agressief gedrag van zorgvragers? Hoe heb je toen gereageerd? Zou je het nu anders doen? Waarom? Als je zelf geen ervaring hebt, geef dan je mening over een artikel dat hierover gaat.
b Bekijk in het open leercentrum de cd-rom *Verpleegkundig handelen bij agressief gedrag*. Deze cd-rom gaat over agressie in de zorgverlening. De meeste zorgvragers zijn opgenomen in de psychiatrie. De filmpjes op de cd-rom laten zien hoe verpleegkundigen omgaan met agressief gedrag van zorgvragers. Vervolgens kun je zelf als kijker, aangeven hoe jij zou handelen. Als je de aanwijzingen verder volgt, krijg je van verschillende disciplines een reactie op jouw aanpak.
c Leg je bij de beoordeling van agressief gedrag van zorgvragers andere normen aan dan bij mensen die niet afhankelijk zijn van zorgverlening? Motiveer je standpunt.
d Geuk Schuur geeft in zijn boek *Omgaan met agressie* veel adviezen voor het hanteren van agressief gedrag van zorgvragers. Vraag dit boek op in het open leercentrum van je school.
 1 Bestudeer hoofdstuk 6 en maak een samenvatting van de achtergrondinformatie. Bespreek de samenvatting in de subgroep.
 2 In hoofdstuk 6 worden door Schuur geweldloze verweervormen besproken. Bespreek deze oefeningen in de lesgroep en oefen daarna onder leiding van een dramadocent of een docent controle fysieke beheersing de verschillende verweervormen:
    — leiden en volgen
    — ademhalingstechnieken
    — ontspanningstechnieken
    — geaard staan
    — gedachten sturen
    — sollen

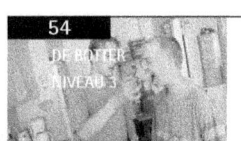

- doen-alsof technieken
- gebruik van humor
- naam noemen en zelfpresentatie
- vragen stellen
- herkaderen
- het richten van aandacht.

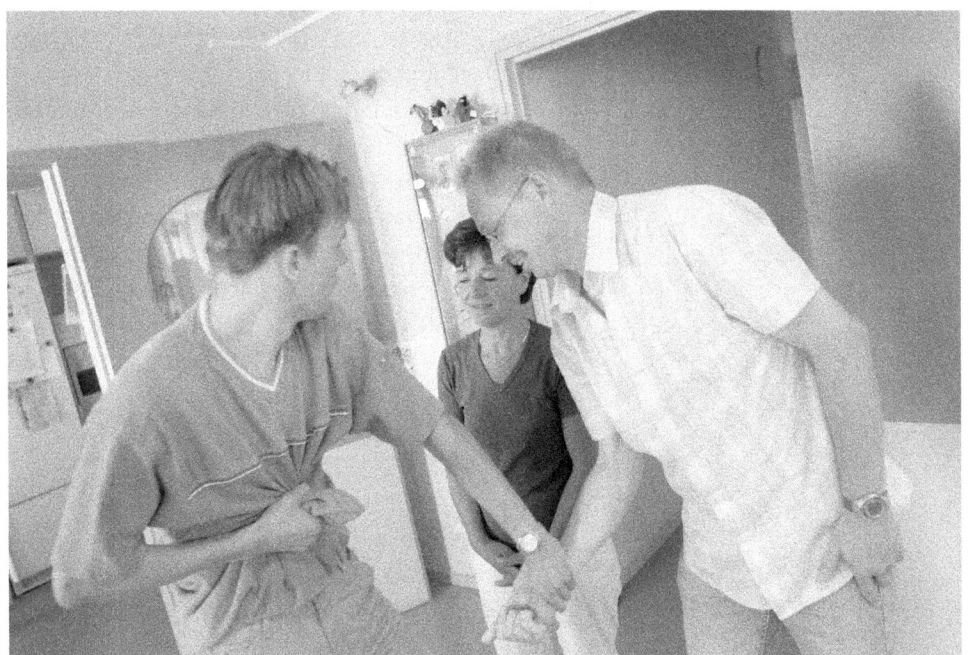

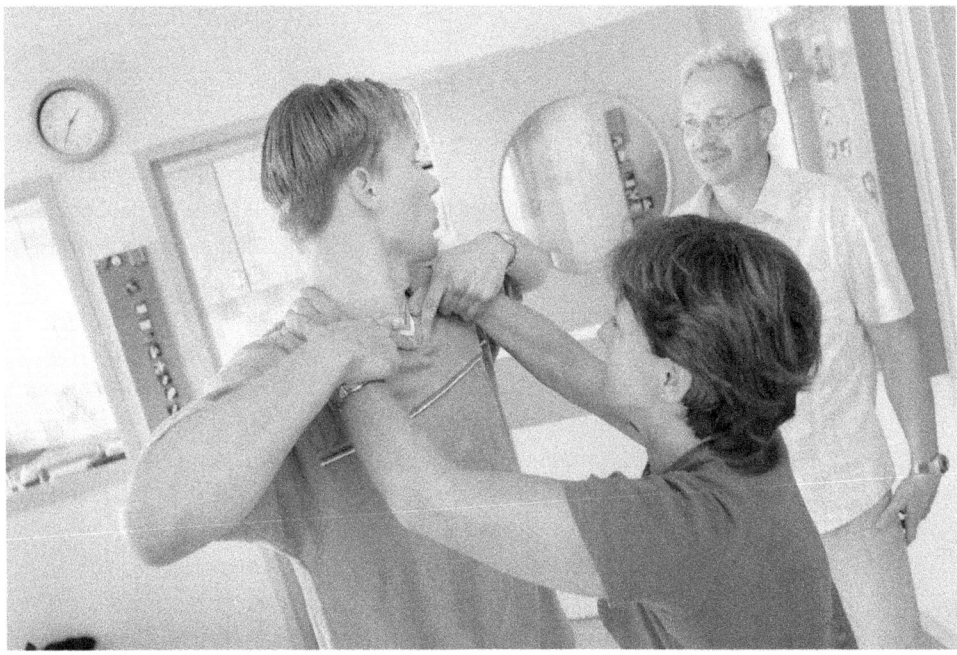

Fysieke verweervormen.

3 Op pagina 139 e.v. in het boek van Schuur staan afbeeldingen van fysieke verweervormen aangegeven. Bekijk de illustraties goed en oefen daarna met ondersteuning van een dramadocent of docent controle fysieke beheersing de verschillende fysieke verweervormen.
Evalueer de oefeningen onder 2 en 3. Betrek hierin de volgende punten:
- Welke oefeningen spreken je meer en welke minder aan? Hoe komt dat?

- Hoe denk je over de praktische toepasbaarheid van deze oefeningen? Wanneer wel en wanneer niet? Wat roept dit punt bij je op aan emoties?
- Wat zijn je eigen mogelijkheden en belemmeringen hierin?

e Geuk Schuur stelt in zijn boek *Omgaan met agressie*, dat agressie vrijwel altijd samenhangt met:
- zich psychisch en/of fysiek niet goed voelen. De oorzaak kan liggen in het onwelbevinden ten gevolge van stemming, problemen of ziekte
- gedachten die onaangenaam zijn, of zelfs pijn doen. Dit kan variëren van jaloezie tot pathologische achterdocht
- omgevingsfactoren, zoals lawaai, het ontbreken van privacy, het ontbreken van aanpassingen
- gedragingen van anderen: medecliënten en personeel.

Als je het gedrag van Kees, Emiel en Bart uit de casus bekijkt, welke bovengenoemde factoren roepen de agressie op en versterken deze?

f Agressie kan samenhangen met bepaalde ziekteprocessen. Verdeel de onderstaande thema's over de subgroepleden. Een ieder wint informatie in over het gekozen thema en maakt een samenvatting van de gevonden literatuur. Deze samenvatting wordt gekopieerd, uitgereikt aan de subgroepleden en nabesproken.

Thema's:
- agressie bij de ziekte van Alzheimer
- agressie bij mensen met autistiform gedrag
- zelfverwonding en de oorzaken daarvan
- destructief gedrag en de oorzaken daarvan
- agressie bij Gilles de La Tourette.

Nu je weet dat agressie kan samenhangen met een bepaald ziektebeeld, verandert daardoor ook je visie op agressie van zorgvragers? Waarom wel/niet?

Opdracht 5 altijd ruzie

Je werkt op een leefgroep zoals De Botter. Er wonen twee bewoners die altijd ruzie hebben. Ze zijn elkaars tegenpolen. De een is groot en sterk, de ander is klein en slim. Je kunt ze geen minuut zonder toezicht bij elkaar laten of ze hebben ruzie. De kleine, we noemen hem Puck, begint altijd met pesten. Hij zegt dingen waar de grote, we noemen hem Bullie, niet tegen kan. Puck zegt op een avond als jij dienst hebt tegen Bullie: "Je krijgt zondag geen bezoek, geen snoep, mama komt niet." Bullie kan hier niet tegen en probeert Puck te pakken. Dat lukt niet. Hij begint met dingen te smijten. Vanuit zijn ooghoeken kijkt hij naar Puck. Puck moedigt hem aan: "Pak me dan, als je kan. Je kan niet, je kan niet. Lekker puh." Bullie raakt helemaal buiten zinnen en trapt een gat in de deur. Andere bewoners die toevallig ook in de huiskamer zijn, lopen angstig naar de keuken en vragen om hulp. Jij verzamelt moed en gaat naar de huiskamer. Je treft daar een chaos aan en nog voordat je iets kunt doen, krijg je een oplawaai van Bullie. Wat doe je?

a Maak van deze casus een spelsituatie.
b Verdeel de rollen in de subgroep en speel dit uit. Maak hierbij gebruik van de geleerde verweervormen die je kunt gebruiken bij het omgaan met agressie.
Raadpleeg hiervoor het werkvormenboek *Hoe pak ik dat aan?* (thema: Rollenspel).
c Speel het spel een aantal keren uit, waarbij de rol van de zorgverlener steeds wisselt en in elke nieuwe spelsituatie een andere omgangsstrategie laat zien.
d Evalueer het spel:
- welke omgangsstrategieën hadden het gewenste effect?
- waar lag dat aan?
- hoe voelde de verschillende rollen aan, voelde je je prettig of juist niet prettig in je rol, waar lag dat aan?

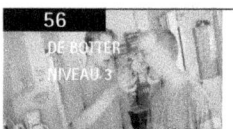

Opdracht 6 **wet- en regelgeving**

Deze opdracht kan in een subgroep uitgevoerd worden. Verdeel de taken over de verschillende subgroepleden. Zoek informatie over de volgende thema's:
a agressie in de Arbo-wet
b de WGBO en BOPZ en het gebruik van middelen en maatregelen bij het hanteren van agressief gedrag.

Evenals ongewenste intimiteiten hebben werkgevers naar aanleiding van de Arbo-wet omtrent agressie het een en ander geregeld.
1 a Doe op school navraag, bijvoorbeeld bij je mentor, leerlingenraad of leerlingencommissie, naar wat er is geregeld omtrent agressie op school.
  b Vraag bij een of meerdere stagebiedende instellingen naar een protocol of andere regeling omtrent agressie.
Bespreek de gegevens met elkaar.

Zorgvragers, die als gevolg van agressief gedrag een gevaar voor zichzelf en anderen vormen en daardoor gefixeerd, gesepareerd of op een andere manier in hun bewegingsvrijheid moeten worden belemmerd, geldt de BOPZ (bijzondere opneming psychiatrische ziekenhuizen) wet. In deze wet zijn voorschriften opgenomen die gaan over het toepassen van bewegingsbeperkende maatregelen. Valt een zorgvrager niet onder de BOPZ, dan treedt de WGBO (wet geneeskundige behandelingsovereenkomst) in werking. Deze wet kent ook een bepaling voor het hanteren van therapeutische middelen en maatregelen. In beide wetten staat het zelfbeschikkingsrecht van de zorgvrager centraal.
2 a Zoek informatie op over de BOPZ en de WGBO.
  b Bestudeer beide wetten op regels op het hanteren van middelen en maatregelen als gevolg van agressie.
Bespreek de gegevens met elkaar.

Evaluatie

1 Wat ben je meer te weten gekomen over agressief gedrag? Over jezelf, over je omgeving, over zorgvragers? Maak hiervoor de volgende zinnen af:
  – Agressie is ....
  – Oorzaken van agressie kunnen zijn ....
  – Agressie kan leiden tot ....
  – Mensen zijn in de regel bang voor agressie, omdat ....
  – Agressieve zorgvragers kunnen hier niet altijd wat aan doen, omdat ....
  – Je moet als verzorgende durf hebben om agressie te ....
2 Maak een inlevingsverhaal van Kees, de zorgvrager uit de casus. Je begint op het moment dat Kees verstijft van angst op het instellingsterrein staat. Probeer je zoveel mogelijk in te leven in het ziektebeeld van Kees, zijn leefomgeving en zijn angst en onrust daarbij. Criterium voor dit verhaal: minimaal een half, maximaal één A4.
3 Door dit inlevingsverhaal is je begrip voor Kees sterk toegenomen. Je stelt je voor dat jij als verzorgende op de groep van Kees werkt. Hoe zou je Kees verder willen helpen? Maak hier een verslag van.
4 Stel dat Emiel, de stagiaire uit de casus, tegen jou zou staan schreeuwen.
  Geef, met de informatie waarover je nu beschikt, ten minste drie acceptabele manieren aan van omgaan met de verbale agressie van Emiel. Met welke van de drie manieren denk je het meest moeite te hebben en met welke het minst? Waar ligt dat aan, denk je?
5 Bart, de verstandelijk gehandicapte jongen uit de casus, kan het gedrag van Emiel niet aan. Hij begint te bonken.
  Geef ten minste drie verklaringen voor het feit dat Bart het gedrag van Emiel niet aankan.

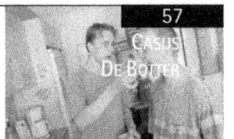

Wat is jouw mening over het bonkgedrag van Bart (hoe, schat jij in, voelt hij zich, wat levert het bonken Bart op, wat zijn de gevaren)?

6 Beoordeel je eigen leerproces in deze leertaak. Leg dat schriftelijk vast en bespreek dat met je lesgroep. Vragen hierbij kunnen zijn:
 — Voor welke opdrachten was je meer gemotiveerd en voor welke minder?
 — Waar lag dat aan?
 — Ben je tevreden over je persoonlijke inbreng?
 — Van welke opdrachten heb je veel geleerd en van welke minder? Hoe kwam dat? Benoem de geleerde punten. Welke blijft je het meest nabij? Waarom?
 — Welke belemmerende en stimulerende factoren beïnvloedden het groepsproces? Heb je dit ter sprake gebracht? Waarom wel, waarom niet?

Leertaak 7
Plannen, evalueren en rapporteren

Wakker wordend met een kop koffie leest Sandra het nachtrapport. Er moet van alles gebeuren: daar waar nodig helpen met wassen, aankleden en het eten. Joachim en Henk moeten op tijd naar de sociale werkplaats en Kees wordt verwacht op de dagbesteding.

's Middags, wanneer Rebecca met haar ouders vertrokken is, is er een teambespreking. Sandra noemt het tweede agendapunt, het regelmatig sneuvelen van serviesgoed. Ze besluiten een lijst op te hangen voor ideeën en er vanavond aan tafel met de bewoners over te praten. Sandra en Nicole zullen nagaan hoever het budget reikt.

Nicole gooit nog een donkere was in de wasmachine. De zakken met vuil beddengoed en de zware zak met natte handdoeken brengt ze naar het washok. Om elf uur komt een bedrijf de was halen en schoon goed afleveren. Nicole vindt dit een van de minst prettige taken. Ze moet al dat schone linnengoed in de kasten leggen en ze heeft alweer gezien dat het een puinhoop is. Blijkbaar is het er gisteren zo in gepropt. Ze kan zich hier zo aan ergeren, ze heeft daar al vaak wat over gezegd, maar niets helpt.

Als Emiel met een zichtbaar zeer timide Bart terugkomt op de groep, weet hij niet wat hij ziet. Hij heeft niet eens in de gaten gehad dat Henk de hete koffie over zich heen kreeg.
Emiel gaat 's avonds heel laat weg. Voor hij alles heeft opgeschreven in het rapport gaat er heel wat tijd voorbij.

De volgende dag wordt er met spoed een multidisciplinair teamoverleg ingelast en de hele avond passeert nogmaals de revue.

Oriëntatie

In de casus is er sprake van plannen, evalueren en rapporteren van de zorg; er zijn veel meer punten aan te geven dan hierboven vermeld staan. In deze leertaak ga je de casus op dit punt verder analyseren.
Plannen, evalueren en rapporteren zijn aspecten van methodisch en planmatig werken en zijn niet meer weg te denken in een professionele manier van zorg verlenen.
Een groot deel van de zorg verloopt volgens een bepaald plan. Dit is nodig omdat

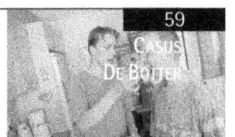

de zorgvragers, en dit geldt zeker voor verstandelijk gehandicapte zorgvragers, behoefte hebben aan veiligheid en structuur. Het bieden van een tamelijk vast dagprogramma biedt hun die veiligheid en structuur. Op basis van dat dagprogramma hebben de verzorgenden een aantal vaste zorgtaken. Deze zorgtaken worden meegenomen in de werkplanning van iedere verzorgende. Om de continuïteit van zorg verder te waarborgen, is er in veel zorginstellingen voor iedere zorgvrager een individueel zorgplan opgesteld. Er wordt dus zorg op maat geleverd. Om deze zorg zo nauwkeurig mogelijk af te stemmen op de mogelijkheden en behoeften van de individuele zorgvrager, moet het zorgplan regelmatig worden geëvalueerd en bijgesteld. Voor het evalueren en bijstellen van de zorg is het nodig dat verzorgenden kunnen rapporteren. Rapporteren kun je zien als een vorm van evalueren, omdat je beschrijft hoe de zorg verleend of verlopen is en of daarmee de gestelde doelen zijn bereikt.

In deze leertaak ga je ook in op het plannen en evalueren, het rapporteren en het signaleren van knelpunten en initiatieven nemen om die knelpunten op te lossen.

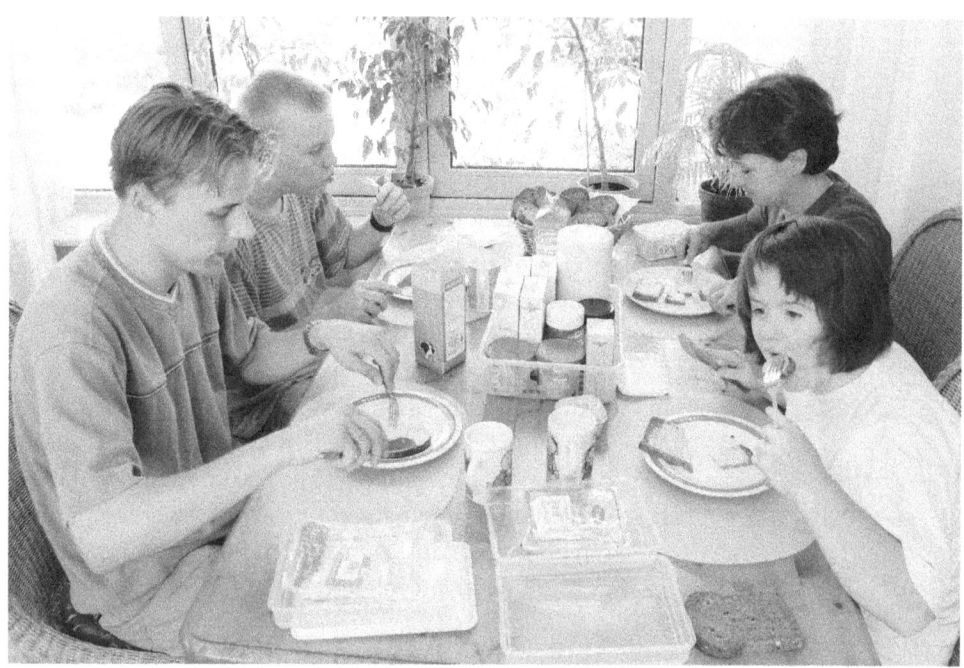

Het dagprogramma begint met het ontbijt.

Doelstellingen

Na het verwerken van deze leertaak kun je:
- de rol van de verzorgende ten aanzien van het zorgplan verwoorden
- de methodische stappen van een zorgplan toepassen
- aan de hand van voorbeelden duidelijk maken wat evalueren inhoudt en daarbij onderscheid maken tussen productevaluatie en procesevaluatie
- je eigen werkplanning maken, evalueren en bijstellen
- aan de hand van een voorbeeld duidelijk maken welke voordelen het hanteren van een dagprogramma heeft voor de zorgvrager, de zorgverlener en voor de instelling
- een dagprogramma evalueren en bijstellen
- het begrip 'rapporteren' weergeven en het belang van rapportage voor de zorgverlening verwoorden, eveneens soorten rapportages benoemen
- de eisen die gesteld worden aan de rapportage toepassen
- onderscheid aanbrengen tussen materiële en immateriële knelpunten
- aangeven hoe je met een knelpunt in de praktijk zult omgaan.

Planning

Lees de opdrachten in deze leertaak eerst goed door en bespreek ze daarna met je begeleidend docent. Vraag aan je docent naar de mogelijkheden om een gastdocent uit te nodigen (opdracht 2). De opdrachten 3 en 4 zijn praktijkopdrachten. Bespreek deze opdracht vooraf met je stage- en/of werkbegeleid(st)er. Schrijf op hoe je aan de opdrachten gaat werken. Maak afspraken over het inleveren van de opdrachten. Je kunt ter ondersteuning gebruik maken van de boeken *DK 301 Plannen van zorg*, *DK 305 Coördineren van zorg*, *De instelling voor verstandelijk gehandicapten, leefgemeenschap & organisatie* van Geert van Pelt en *Zorgcategorieën* (hoofdstuk 6 verstandelijk gehandicapte zorgvragers).

Richtlijn voor de studiebelasting:

Oriëntatie en planning	0,5	sbu
Opdracht 1	2,5	sbu
Opdracht 2	3,5	sbu
Opdracht 3	2,5	sbu
Opdracht 4	2,5	sbu
Opdracht 5	6,5	sbu
Opdracht 6	3,5	sbu
Opdracht 7	4	sbu
Opdracht 8	1,5	sbu
Opdracht 9	2,5	sbu
Opdracht 10	2,5	sbu
Evaluatie	2	sbu
Totaal	34	sbu

Deze leertaak bestaat uit drie thema's die met elkaar in verband staan. Je kunt de volgorde van de opdrachten zelf bepalen.

Plannen en evalueren

Uitvoering

Opdracht 1 **altijd tijd tekort**

Je hebt in het werken met *Zorggericht* ervaringen opgedaan in het plannen van je eigen studie.

a Wat is het belang van een planning? Zou je ook zonder kunnen? Motiveer je antwoord.
b Als je al je verplichte werkzaamheden hebt ingepland, hou je dan tijd over voor leuke dingen? Of kom je altijd tijd tekort? Zo ja, waar ligt dat aan? Je kunt hierbij aan je studie denken, maar ook aan opgedane ervaringen in de BPV of (vakantie)werkervaringen.
c Vergelijk jouw planning van deze leertaak met de planning van je klasgenoten. Wat valt je op aan je eigen planning nu je die vergelijkt met die van anderen?
d Wat zijn in het algemeen je sterke en zwakke punten in je planning?
e Bij het lezen van de casus heb je vast kunnen stellen dat er bij veel zorgtaken planmatig en methodisch gewerkt wordt. Bijvoorbeeld: als Sandra 's ochtends met haar dienst begint, heeft ze waarschijnlijk al een planning van werkzaamheden in haar hoofd; ze weet wat er eerst moet gebeuren en wat nog even kan wachten. Aan het eind van iedere dienst

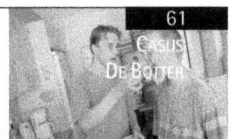

moet er gerapporteerd worden. Een ingelast multidisciplinair overleg is een vorm van evalueren. Een reden om te evalueren kan zijn dat het werk niet gaat zoals het behoort te gaan. Op De Botter ging de avond ervoor immers van alles mis. Naar aanleiding van dit (evaluatieve) overleg wordt de zorg voor de bewoners bijgesteld.

In de inleidende tekst van deze leertaak zijn al vijf zorgtaken genoemd waarbij sprake is van planmatig en methodisch werken.

- Analyseer de casus op andere zorgtaken waarvan jij vindt dat er planmatig en methodisch gewerkt wordt.
- Analyseer de casus op zorgtaken waarvan jij vindt dat er niet planmatig en methodisch gewerkt wordt.
- Schrijf deze zorgtaken puntsgewijs op en geef er een korte toelichting bij. Betrek hierin de volgende vragen:
  - Waarom vind jij dat er wel en niet planmatig en methodisch gewerkt wordt?
  - Zou je zelf ook op die manier te werk gaan? Waarom wel? Waarom niet?

Opdracht 2 **behoefte aan een dagprogramma**

Het patroon van wonen, werken, leren en vrijetijdsbesteding in een wisselende omgeving is voor de ontwikkeling van de meeste mensen erg belangrijk. Het geeft structuur en veiligheid en verruimt onze belevingswereld. Wij hebben er belang bij dat onze dagen voldoende zijn ingevuld en overzichtelijk zijn ingedeeld. Te veel lege uren kan leiden tot apathisch gedrag en te volle dagen kan leiden tot stress. Het blijft dus schipperen tussen aan de ene kant een gepland leven met zinvolle activiteiten om zodoende structuur en veiligheid te ervaren en aan de andere kant moet ons leven ook voldoende ruimte bieden voor onverwachte gebeurtenissen om eentonigheid tegen te gaan.

a Schrijf een week lang al je activiteiten op inclusief de tijd die je hiervoor nodig hebt gehad.

b Evalueren kun je zien als 'terugblikken om vooruit te kijken'. Er zijn andere definities denkbaar. Wat versta jij onder evalueren? Zoek een of meerdere definities op.
Evalueren kunnen we onderverdelen in productevaluatie en procesevaluatie.
Zoek de betekenis van beide begrippen op en geef er voorbeelden bij.

c Nu het begrip evalueren voor jou duidelijk is en je het verschil tussen proces- en productevaluatie weet, evalueer dan je afgelopen week bij opdracht a en stel vervolgens een dagprogramma voor jezelf op. Hou daarmee rekening met wat je moet en wilt doen en ook hoe je dat wilt doen. Betrek in de evaluatie de volgende onderwerpen:
  - eentonigheid en variatie
  - afstemming op je mogelijkheden
  - afstemming op je behoeften en interesses
  - het kostenaspect
  - tijdsdruk
  - prioriteiten
  - knelpunten.

Vergelijk jouw dagprogramma met de dagprogramma's van de leerlingen uit je groep of subgroep. Wat valt je op?

d In zorginstellingen opgenomen zorgvragers hebben er meer belang bij dat hun dagen ingepland zijn met zinvolle bezigheden dan andere mensen. Dit geldt zeker voor zorgvragers die vanwege hun handicap niet of moeilijk uit zichzelf tot bezigheden kunnen komen. Te denken valt hierbij aan (zeer) ernstig verstandelijk gehandicapte zorgvragers, aan meervoudig gehandicapte zorgvragers en psychogeriatrische zorgvragers. Zorgvragers die in hoge mate afhankelijk van zorgverleners zijn, hebben in de regel met veel lege uren te kampen. Vaak moeten zij wachten voordat er iets aangeboden wordt. Een veel gehoorde klacht van verzorgenden is dat zij vanwege de werkdruk niet méér kunnen aanbieden dan

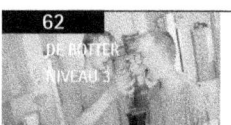

hulp bij het wassen, aankleden, eten en drinken. Soms wordt er gewandeld en bij voldoende personeel kan er één keer in de week gezwommen worden. Bij elkaar opgeteld zien we dan gaten in de dag waarin zorgvragers aan zichzelf zijn overgeleverd. Soms hebben zorgvragers er veel voor over om toch aandacht van hun zorgverleners te krijgen. De kans op hospitalisatie en probleemgedrag is erg groot. Er kunnen allerlei probleemgedragingen ontstaan als pogingen om die leegte op te vullen. Ga maar eens bij jezelf na wat je doet als je je verveelt, bijvoorbeeld snoepen, nagels bijten, krabben of neus peuteren?

We kunnen dus wel stellen dat voor deze zorgvragers het dagprogramma voldoende moet zijn ingevuld met zinvolle bezigheden in en buiten de afdeling. Bovendien moeten de dagen overzichtelijk zijn ingedeeld.

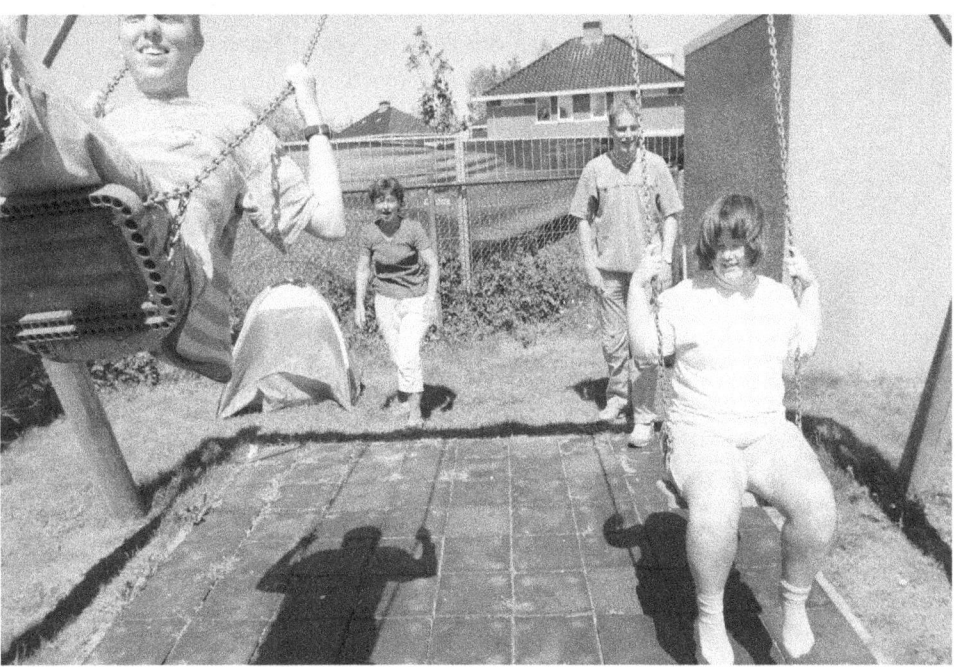

Een ontspannende buitenactiviteit.

Maak een overzicht van de activiteiten die de zorgvragers van De Botter aangeboden krijgen. Je kunt hiervoor hetzelfde schema als onder opdracht 2a gebruiken.
In plaats van het dagprogramma van de zorgvragers van De Botter kun je ook een dagprogramma van de zorgvragers van je vroegere of huidige afdeling waar je gewerkt hebt of werkt gebruiken. Je kunt ook een of meerdere dagprogramma's opvragen bij stagebiedende zorginstellingen.

e Evalueer het dagprogramma van de zorgvragers van De Botter. Betrek hierin de volgende onderwerpen:
- eentonigheid en variatie
- afstemming op de mogelijkheden
- afstemming op behoeften en interesses
- verplichte en onverplichte karakter van de activiteiten
- activiteiten in en buiten de groep
- individuele versus groepsactiviteiten
- tijdsdruk en personele bezetting
- kostenaspect
- prioriteiten
- knelpunten.

f Vergelijk jouw dagprogramma met de dagprogramma's die andere leerlingen uit je groep of subgroep hebben gemaakt. Wat valt je op?

g Het is voor jou als verzorgende belangrijk om een visie te ontwikkelen op jouw taak in het

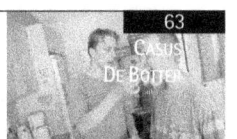

aanbieden van activiteiten. Er zijn verzorgenden die stellen dat hun werk niet verder gaat dan het aanbieden van hulp bij de ADL, beperkte huishoudelijke en beperkte medische taken. Het aanbieden van activiteiten is in deze visie het werk van de activiteitenbegeleiding. Andere verzorgenden stellen echter dat ook het aanbieden van activiteiten bij hun werk hoort, bijvoorbeeld wandelen, snoezelen en zwemmen. De activiteitenbegeleiding is in deze visie een ondersteunende dienst die, naast het aanbieden van activiteiten, als vraagbaak of denktank voor de verzorgende kan fungeren.

- Wat is jouw visie op de taken en verantwoordelijkheden die je in de zorg voor anderen hebt? Raadpleeg ook het beroepsprofiel van de verzorgende.
- Alle leerlingen uit je groep of subgroep schrijven hun persoonlijke visie voor zichzelf op en houden daarna een discussie hierover in de groep en/of in de subgroep.
- Je kunt bij deze discussie een vakdeskundige uitnodigen. Bijvoorbeeld een activiteitenbegeleid(st)er, een gediplomeerd verzorgende, een hoofd van een verpleegafdeling of van een activiteitencentrum (AC).

Opdracht 3 eigen werkplanning

Uit het voorgaande is je duidelijk geworden dat de verzorgende haar werkzaamheden moet afstemmen op het dagprogramma van de zorgvrager(s). Dat dagprogramma is op zijn beurt weer onderdeel van het zorgplan. Afhankelijk van de zorgsetting waarbinnen je werkt of stage loopt, maak je zelf een werkplanning, bijvoorbeeld in de thuiszorg, en in andere zorgsettings zijn in de regel werkplannen op de afdeling, bijvoorbeeld in de verstandelijk gehandicaptenzorg. Meestal is een bestaande werkplanning flexibel, kan ervan afgeweken worden en biedt deze ruimte voor eigen invulling en werktempo. Dus ook al is er sprake van een vaste werkplanning die je niet zelf hebt gemaakt, dan dien je er toch nog kritisch mee om te gaan. Bovendien kunnen zich in de zorg gebeurtenissen voordoen die voorrang hebben boven de bestaande werkplanning, bijvoorbeeld een ernstige ziekte of het overlijden van een zorgvrager.

Een werkplanning maak je in de regel in overleg met anderen. In de thuiszorg zul je je werkplanning voorleggen aan de zorgvrager. Werk je op een afdeling in een zorginstelling, dan zul je je werkplanning in overleg met zorgvragers én collega's maken. Vaak zijn er vaste afspraken over wat er moet gebeuren, over de manier van werken, over de omgang met de zorgvragers en hun mantelzorgers en het inschakelen van andere disciplines, mentoren en mantelzorgers. Deze afspraken neem je mee in je werkplanning.

Als je binnenkort stage gaat lopen, gaat werken of overgeplaatst wordt naar een andere afdeling, begin dan met de nodige voorbereiding. Overleg met je mentor en/of stagebegeleid(st)er of het zinvol is om een eigen werkplanning te maken voor de zorgsetting waar je gaat werken of stage gaat lopen.

a Kijk in je Beroepspraktijkvormingsboek (BPV-boek). Ga na wat je voor deze periode aan leerdoelen moet halen en welke opdrachten je moet doen. Stel daarnaast persoonlijke leerdoelen op. Bekijk het beoordelingsformulier. Zo kom je te weten waar je aan het einde van een bepaalde praktijkperiode aan moet voldoen.

b Vaak moet je in een bepaalde periode aan meerdere leerdoelen en opdrachten werken. Ook je persoonlijke leerdoelen vragen de nodige tijd en aandacht. Je kunt niet aan alles tegelijk werken. Prioriteiten stellen is dus belangrijk. Bij het stellen van prioriteiten vraag je je het volgende af:
- Wat moet ik allemaal doen?
- Wat is het belangrijkste om eerst te doen en wat kan nog even wachten?
- Hoe makkelijk of moeilijk is een bepaald leerdoel of een bepaalde opdracht?
- Hoeveel tijd heb ik ter beschikking?

c Zet het geheel in een overzichtelijk schema.

d Zet ook op papier wat je van je werkbegeid(st)er en stagebegeleid(st)er verwacht.

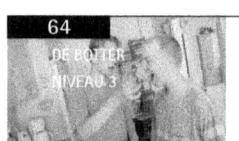

e Maak een afspraak voor het kennismakingsgesprek met je werkbegeleid(st)er. Meestal maak je ook kennis met de zorgvragers van je nieuwe afdeling en de aanwezige collega's. In de thuiszorg blijft dit meestal beperkt tot een eerste gesprek met je werkbegeleid(st)er. Geef in het kennismakingsgesprek aan wat je verwachtingen zijn en laat je werkplanning zien. Spreek dit zo mogelijk samen met je werkbegeleid(st)er door. Wellicht krijg je feedback en stel je zo nodig naderhand je werkplanning bij.

f Als je met je stage of werk begonnen bent, evalueer dan regelmatig je werkplanning. Betrek hierin zowel de productevaluatie als de procesevaluatie. Vraag je werkbegeleid(st)er om feedback. Stel wederom, waar nodig je werkplanning bij.

g Je hebt waarschijnlijk prioriteiten moeten stellen. Want de zorg is dynamisch. Je werkt immers met en voor mensen en dat betekent, alle plannen ten spijt, dat je niet altijd kunt voorzien wat er wanneer, met welke hulpmiddelen gebeuren moet. Geef een overzicht van de prioriteiten die je hebt gesteld geef ook je argumenten hierbij aan.

Opdracht 4 'druk, druk, druk'

Tijd is een knelpunt in de zorg. Alles schijnt efficiënter te moeten. De kosten in de gezondheidszorg rijzen de pan uit. Veel verzorgenden staan onder grote druk omdat zij zoveel mogelijk 'klanten' moeten bedienen in zo kort mogelijke tijd. Zij klagen erover dat zij geen tijd meer hebben voor een praatje met de zorgvrager. Het werk wordt er daardoor niet aantrekkelijker op. Ook in andere takken van de gezondheidszorg wordt van de verzorgende gevraagd om zo efficiënt en effectief mogelijk te werken. De hulpmiddelen moeten optimaal benut worden, het werken met standaard zorgplannen, het werken met protocollen moeten de denktijd van de verzorgende bekorten en het personeel moet nauwkeurig ingezet worden; welke taken moeten door welke professionals verricht worden.

In de vorige opdracht heb je al naar het tijdsaspect gekeken. Omdat het zo'n veel besproken onderwerp in de gezondheidszorg is, gaan we er nog wat dieper op in. Te meer omdat je als leerling onder andere beoordeeld wordt op je werktempo. Je verricht via deze opdracht als het ware een 'tijdnormeringsonderzoek':

a Maak een lijstje van veel voorkomende werkzaamheden, bijvoorbeeld:
  − mevrouw Windt helpen bij het aandoen van de steunkousen
  − meneer Kobussen helpen bij het wassen en aankleden
  − Fien Fens helpen bij knoopjes, ritsen en schoenveters
  − bij mevrouw Helden, meneer Vrolijk, mevrouw Steentjes het brood in stukjes snijden en het drinken in kleine teugjes aanreiken
  − mevrouw Doozeke naar de ouderensoos begeleiden
  − meneer Klundert de krant voorlezen
  − enz.

b Geef bij iedere zorgtaak de tijd aan die je er aan denkt te besteden.

c Voer de zorgtaak uit en controleer of je de tijd wel of niet goed hebt ingeschat. Maak hiervan een notitie.

d Herhaal dit een aantal keren en schrijf dan de gemiddelde tijd achter de betreffende zorgtaak.

e Je kunt collega's vragen om hetzelfde te doen.

f In het laatste geval vergelijk je de tijden en kom je samen tot een gemiddelde werktijd per zorgtaak.

g Het 'tijdnormeringsonderzoek' zoals je hierboven hebt uitgevoerd, kan nuttig zijn bij de werkplanning op de afdeling.

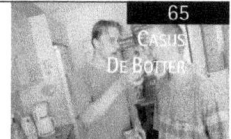

Opdracht 5 **het zorgplan**

In de voorgaande opdrachten hebben we al het verband gelegd met het zorgplan. Het zorgplan is een middel om 'zorg op maat' te bieden. Voor de opdrachten over het plannen van zorg kun je gebruik maken van de volgende literatuur: *Plannen van zorg* en *Zorgcategorieën*, (hoofdstuk 6 Verstandelijk gehandicapte zorgvragers).

a Definieer de begrippen: 'zorgplan' en 'zorg op maat'.

b Bestudeer de theorie over het zorgplan. Maak een puntsgewijze samenvatting over de volgende onderwerpen betreffende het zorgplan:
  – de voordelen van het zorgplan voor de zorgvrager en diens mantelzorgers, voor de zorgverleners en voor de instelling
  – de wijze waarop een zorgplan tot stand komt
  – de onderdelen of de methodische stappen in het zorgplan
  – de taak van de verzorgende in het zorgplan.

c Bespreek de gevonden informatie met de leerlingen uit je groep.

d Om een indruk te krijgen van een zorgplan, hebben we een voorbeeld van (een deel van) een zorgplan van een in een zorginstelling opgenomen verstandelijk gehandicapte zorgvrager (zie volgende pag.).
Iedere instelling heeft een eigen methode ontwikkeld in het opzetten en bijhouden van het zorgplan. Als je het onderdeel uit het zorgplan van Marieke van Ittersum vergelijkt met de theorie, wat valt je dan op?

e Vraag tijdens je stage of je werk of je inzage mag hebben in de zorgplannen van de zorgvragers. Vorm je een mening over de kwaliteit van deze zorgplannen door de opzet en uitwerking van deze zorgplannen met de theorie te vergelijken. Maak aantekeningen van de punten die je met je werkbegeleid(st)er wilt bespreken. Betrek hierin ook de taak van de verzorgende in het maken en bijhouden van de zorgplannen. Ga ook na of de zorgplannen daadwerkelijk in de praktijk uitgevoerd worden.

f Je hebt bij onderdeel b van deze opdracht gevonden welke methodische stappen vereist zijn om een zorgplan te kunnen maken. Allereerst is het van belang om gegevens te verzamelen.
  – Een van de manieren om gegevens te verzamelen is observeren. In leertaak 2 en 3 heb je je verdiept in het observeren. Ga na of je volgende vragen kunt beantwoorden en vergelijk je antwoorden daarna met de theorie:
    1 Wat versta je onder observeren?
    2 Waarom is observeren meer dan willekeurig waarnemen?
    3 Wat is verschil tussen objectieve en subjectieve observatie?
    4 Door welke factoren wordt onze waarneming beïnvloed?
    5 Wat is het risico van deze beïnvloeding voor de zorgverlening?
    6 Wat wordt bedoeld met 'betrouwbare observatie'?
    7 Wanneer is de observatie zo betrouwbaar mogelijk?
    8 Wat is het verschil tussen betrouwbaarheid en validiteit van de geobserveerde gegevens?
  – Een andere manier om gegevens te verzamelen is het raadplegen van bronnen. Ga na of je de volgende vragen kunt beantwoorden en vergelijk daarna je antwoorden met de theorie.
    1 Welke bronnen kun je raadplegen voor het maken van een zorgplan?
    2 Aan welke eisen moeten deze bronnen voldoen?
    3 Is de zorgvrager een belangrijke bron van informatie? Wanneer wel? Wanneer niet? Waarom?
    4 Zijn mantelzorgers een belangrijke informatiebron? Wanneer wel? Wanneer niet? Waarom?

g Verzamel de gegevens over Kees en Bart, de verstandelijk gehandicapte zorgvragers uit de casus De Botter. Analyseer hiervoor de casus. Vervolgens orden je de gevonden gegevens aan de hand van bijvoorbeeld de gezondheidspatronen van Gordon. Met de kennis en het

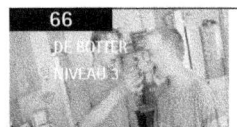

Individueel zorgplan	Afdeling: De Merel	Naam: Marieke van Ittersum Geboortedatum: 28 maart 1955		
start d.d.	zorgvraag en oorzaak	doelen	acties	evaluatie/datum
20/4	Nr. 1 Marieke is niet in staat uit zichzelf het toilet op tijd te bezoeken. Oorzaken: – ze is te snel afgeleid in drukke situaties – ze heeft een tekort aan motivatie.	(Korte termijn) – Marieke bezoekt met hulp op tijd het toilet. (Lange termijn) – Binnen 6 maanden bezoekt Marieke zelfstandig op tijd het toilet.	(Korte termijn) – Op vaste tijden Marieke herinneren aan toiletbezoek. Tijden: direct na het opstaan, na de maaltijden, na koffie en thee drinken en voor het naar bed gaan. – Na ongelukjes direct helpen met verschonen. – Marieke sociaal belonen als ze droog blijft. Sociale beloners voor Marieke: schouderklopje, aaien, een kus of verbaal pluimpje. (Lange termijn opstellen na evaluatie)	Product – Hoe vaak en wanneer is Marieke incontinent? – Hoe vaak en wanneer is Marieke niet incontinent? – Wanneer gaat ze uit zichzelf naar het toilet? – Wanneer gaat ze niet uit zichzelf naar het toilet? Proces – Wordt ze op vaste tijden herinnerd aan toiletbezoek? – Gebeurt dit consequent?
+20/4	Nr. 2 Marieke kan zichzelf niet verzorgen na ontlasting en bij menstruatie. Oorzaken: – ze beschikt niet over genoeg vaardigheden om zichzelf te verzorgen – ze heeft een tekort aan motivatie.	– Marieke is in staat om binnen 1 maand aan te geven wanneer zij ontlasting heeft gehad. – Marieke kan binnen 2 maanden wc-papier pakken en zichzelf daarmee schoonmaken.	– Toiletgang observeren gedurende 1 week en op defecatielijst bijhouden om evt. vast tijdstip van ontlasting te ontdekken. – Marieke vragen om na de ontlasting dit te melden. Als ze dit doet, belonen (zie sociale beloners nr. 1). Bij ontlasting noteren op defecatielijst. – Na ontlasting helpen met schoonmaken: Marieke zelf papier laten pakken en schoonmaken; zo nodig verbale instructie geven. – Controleren of ze dit goed heeft gedaan. Belonen. Heeft ze het niet goed gedaan, dan alsnog concrete hulp bieden. Haar attenderen op handen wassen. – Rapporteren in dossier.	Product – Geeft Marieke zelf aan dat ze ontlasting gehad? Wanneer wel/niet? – Kan Marieke de toiletrol hanteren? – Heeft Marieke veel/weinig verbale instructie nodig om zichzelf schoon te maken na defecatie? – Moet er veel/weinig concrete hulp geboden worden in de vorm van fysieke ondersteuning en/of verbale instructie? – Wast ze haar handen wel/niet na toiletbezoek? – Is Marieke voldoende gemotiveerd; is ze blij/tevreden als ze droog blijft? Proces – Wordt Marieke meteen geholpen als ze aangeeft dat ze moet defeceren? – Zijn we geduldig genoeg om Marieke zelf papier te laten pakken en zichzelf schoon te maken? – Wordt Marieke voldoende gemotiveerd: complimentjes/beloning bij droogblijven?
		– Marieke kan binnen 2 maanden maandverband pakken in in haar onderbroek bevestigen.	– Observeren op premenstruele verschijnselen: buikpijn, hoofdpijn, onrust, eetbuien. Bij verschijnselen rapporteren in dossier. Bij menstruatie: – eerste en laatste dag noteren in dossier – helpen bij het wisselen van verband; Marieke leren om zelf het nieuwe verband uit de verpakking te halen en in haar onderbroek te bevestigen. Zo nodig voordoen en/of verbale instructie geven. Marieke sociaal belonen en attenderen op handen wassen. Bij vermoedelijke buikpijn (onrust) Finimal geven: max. driemaal daags en 1 voor de nacht. Medicatie en resultaat rapporteren in dossier.	Product – Kan Marieke zelf maandverband pakken? – Kan Marieke het maandverband in haar onderbroek bevestigen? – Heeft ze nog regelmatig instructie nodig in de zin van voordoen en/of verbale aanwijzingen? Proces – Krijgt Marieke de kans om zelf maandverband te verwisselen? – Is iedereen consequent in de aanpak? – Wordt ze in voldoende mate gemotiveerd? (Mate van toepassen van beloners.)
20/4	Marieke kan zich in drukke situaties niet langer dan 5 minuten concentreren op een activiteit. Oorzaken: – de activiteitengroep bestaat uit drukke bewoners; hierdoor is Marieke snel afgeleid – de activiteitenruimte is niet goed ingedeeld; Marieke deelt nu een tafel met twee andere drukke bewoners – de inrichting van de activiteitenruimte is erg druk.	(Korte termijn) – Marieke kan zich binnen twee weken langer dan 10 min. op een activiteit concentreren. (Middenlange termijn) – Marieke kan zich binnen 2 maanden langer dan 15 min. op een activiteit concentreren.	De activiteitenruimte wordt anders ingedeeld. – Marieke krijgt een tafel voor zich alleen. – De tafel wordt in een rustige hoek van de activiteitenruimte geplaatst. – Als Marieke binnen 10 min. van haar tafel opstaat, haar rustig vragen weer te gaan zitten en aansporen met activiteit verder te gaan. Haar niets anders aanbieden; haar aandacht blijven richten op de activiteit waarmee ze bezig is. Bij concentratie langer dan 10 min. belonen. (zie sociale beloners nr. 1).	Product – Accepteert Marieke dat ze een eigen tafel en apart hoekje krijgt? – Hoe vaak en wanneer is Marieke afgeleid? – Hoe vaak en wanneer is Marieke geconcentreerd met haar activiteit bezig? – Hoe lang kan Marieke haar aandacht voor der activiteit vasthouden? Proces – Heeft de nadere plaats voor Marieke invloed op de sfeer in zijn geheel naar de bewoners en de ruimte toe? – Wordt ze consequent op haar activiteit gewezen als ze binnen de gestelde tijd afgeleid is? – Wordt ze in voldoende mate gemotiveerd? (Mate van toepassing van beloners.)

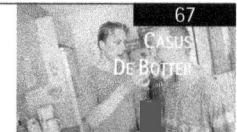

inzicht waarover je nu beschikt, maak je een deel van het zorgplan voor Kees en Bart. Stel dat je verzorgende van Kees en Bart bent:
Welke zorgproblemen hebben Kees en Bart volgens jou en op welke manier zou je deze zorgvragen in het zorgplan van beiden verwerkt willen zien? Je kunt hierbij gebruik maken van het onderstaande schema waarin de methodische stappen voor het maken van een zorgplan zijn opgenomen (naar het voorbeeld van het zorgplan van Marieke van Ittersum).

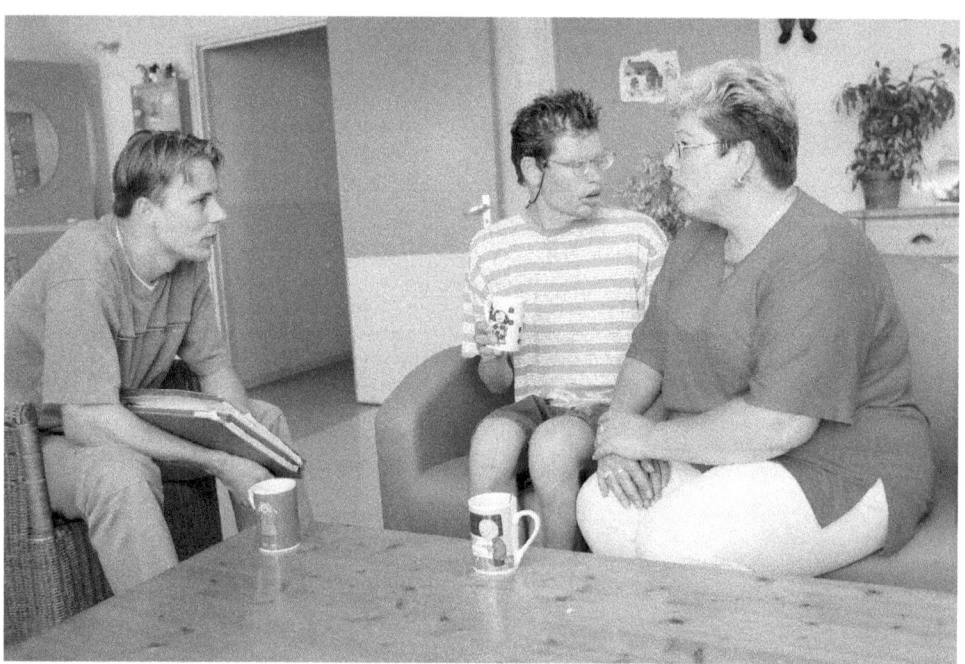

De moeder van Bart vertelt aan David over haar zoon.

start d.d.	zorgvraag en oorzaak	doelen	acties	evaluatie

h Je hebt de zorgvragen die jij omtrent de zorg voor Bart belangrijk vindt, eruit gelicht. Je hebt de zorgvragen uitgeschreven in doelen, acties en evaluatie. Jij bent zelf tevreden over het resultaat. Maar je bent er nog niet. Verder overleg is belangrijk. Overleg met je collega's en de mantelzorgers van Bart.
Speel in je subgroep een rollenspel uit waarin het gaat om de zorgplanbespreking van Bart. Raadpleeg voor het rollenspel het werkvormenboek *Hoe pak ik dat aan*.
Jouw zorgplan, of een zorgplan van een andere leerling uit je subgroep, staat ter discussie. Voor je gaat spelen, heb je gekozen voor één zorgplan uit de subgroep. Daarna verdeel je de rollen. Bedenk welke disciplines aanwezig zouden moeten zijn bij een zorgplanbespreking van Bart. Ook de moeder van Bart doet mee aan de zorgplanbespreking.
Evalueer het rollenspel naar product en proces.
Betrek hierin de volgende vragen:
– Voorafgaande aan het spel: wat waren de argumenten voor de keuze van het zorgplan?
– Hoe werd er tijdens het spel inhoudelijk (product) op het zorgplan gereageerd door de verschillende deelnemers?
– Hoe verliep de bespreking procesmatig (o.a. luisteren, open staan voor elkaars meningen, passieve en actieve inbreng)?
– Welke afspraken zijn er gemaakt voor de uitvoering van het zorgplan en de consequenties daarvan voor de werkplanning van iedere discipline?

Rapporteren

Opdracht 6   **'waarom moet ik dit doorgeven aan mijn collega?'**

Emiel, de stagiair uit de casus De Botter, doet die bewuste avond heel lang over zijn rapportage. Er is zoveel gebeurd en over zijn rol hierin was hij al helemaal niet tevreden. Hij heeft er lang over nagedacht hoe hij het beste de gebeurtenissen van die avond op papier kon zetten. Dat er iets over gemeld moest worden was wel duidelijk.

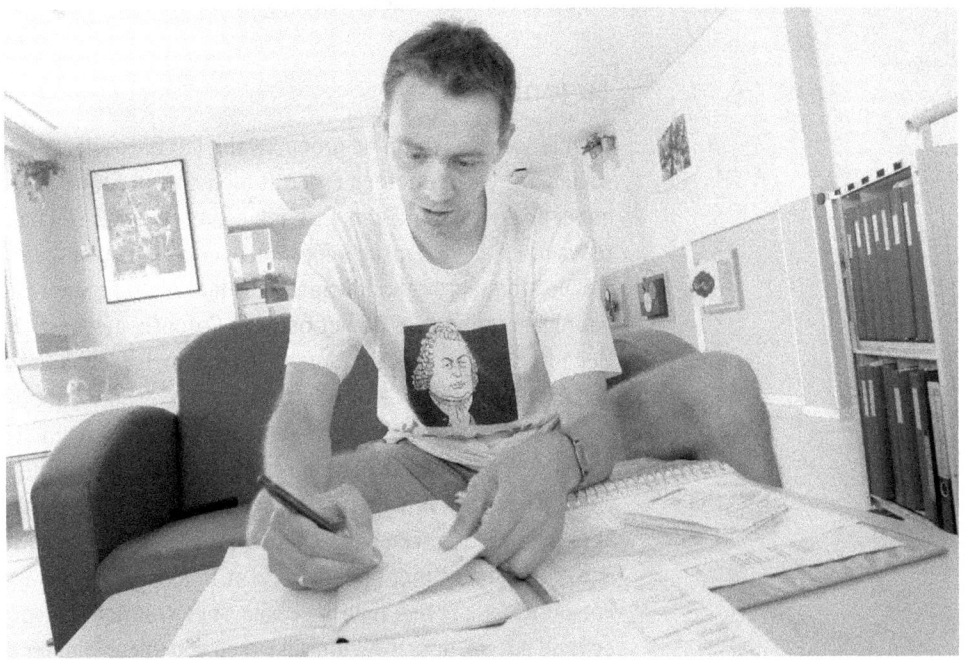

Emiel zet de gebeurtenissen in het avondrapport.

a Leef je in in de situatie van Emiel. Wat ging er tijdens het maken van het avondrapport allemaal in hem om?

b Schrijf vanuit de positie van Emiel een avondrapport. Ook andere leerlingen uit je groep maken zo'n avondrapport. Vergelijk jouw rapport met de rapporten van andere leerlingen uit je groep. Wat valt je op?

c In de zorgverlening is de mondelinge en schriftelijke rapportage een onmisbaar onderdeel. Verdiep je in de theorie over rapporteren. Je kunt hiervoor gebruik maken van *Observeren en rapporteren* van Hero Smit.

Zoek antwoord op de volgende vragen:
1 Wat is rapporteren?
2 Wat versta je onder professioneel rapporteren?
3 Wat is het belang van rapporteren voor de zorgverlening?
4 Welke soorten rapportages zijn er in de zorgverlening?
5 Door welke factoren wordt de rapportage beïnvloed?
6 Aan welke eisen moet de mondelinge rapportage voldoen?
7 Aan welke eisen moet de schriftelijke rapportage voldoen?
8 Hoe is de privacy omtrent schriftelijke rapportage in de wet geregeld?
9 Wat zijn mijn taken als verzorgende t.a.v. het rapporteren?

d Om de schriftelijke rapportage efficiënt en doelmatig te laten verlopen, wordt in de zorgverlening veel gebruik gemaakt van voorgestructureerde rapportageformulieren. Bijvoorbeeld een temperatuurlijst, een vochtbalans, een mutatieformulier bij overplaatsing, een overdrachtsformulier bij ziekenhuisopname, een Sociale Redzaamheidsschaal (SRZ-schaal), een Beoordelingsformulier voor Oudere Patiënten (BOP-schaal), rapportageformulier voor het registreren van beschermende maatregelen. Zoek meerdere van deze en

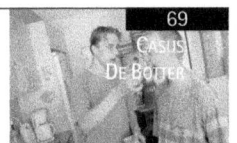

andere rapportageformulieren op, bestudeer en bespreek ze met je groepsgenoten.
e Nu je de theorie over het schriftelijk rapporteren bestudeerd hebt, beoordeel je het avondrapport dat je voor opdracht b gemaakt hebt.
   – Voldoet het rapport aan de gestelde eisen?
   – Wat ging goed en wat ging minder goed?
   – Schrijf de leerdoelen voor jezelf op.
   – Eventueel herschrijf je de rapportage. Dit laatste mag je ook laten liggen voor opdracht 7.
f Emiel vraagt zich af waarom hij de gebeurtenissen van die avond moet melden in de rapportage. Welke redenen kun jij hiervoor aandragen?

Opdracht 7 tegendraads

Toen ik vanmorgen op de groep kwam, lag Catootje van de Wierga met haar eigen poep te spelen. Dit wekte meteen ergernis bij me op. 't Stonk behoorlijk. Ik kwam net 'n uur geleden onder de douche vandaan. Dus, jullie kunnen zeker wel begrijpen dat ik niet op dit gedrag zat te wachten. Ik verbaasde mij er wel over omdat ze het lang niet meer gedaan heeft. Ze is dan wel verstandelijk gehandicapt, maar hier moet ze toch al lang overheen gegroeid zijn. Ans, haar kamergenoot, is bij het bed van Catootje geweest want zij zat ook een beetje onder. Geen frisse boel dus vanmorgen op die kamer. Toen ik Cato hierover aansprak, simuleerde ze een insult. Daar baal ik ook ontzettend van. Ze kan dat ook zo goed. Ik kan het vaak niet van echt onderscheiden. Hoe doen jullie dat toch? Ik voel me echt door haar genomen, waardoor ik een stukje motivatie in de zorg voor haar dreig te verliezen. Toen ik pas op de groep kwam, vond ik haar een onwijs gaaf kind. Daar ben ik nu wel van bekomen. Echt een tegendraads kind en zoals de zaken er nu voor staan, ben ik er behoorlijk depri van omdat ik de indruk heb dat ze mij steeds moet hebben. Want tijdens het eten maakte ze er ook een gigantische knoeiboel van. Ik heb haar met haar vuile trui naar de speel-leergroep laten gaan (ze kon echt de pot op, hoor!). Natuurlijk kreeg ik de begeleidster van haar aan de telefoon. Ze vroeg me een schoon setje kleren te brengen, want Catootje had ook daar de boel zitten te verstieren. 's Middags heb ik haar opgehaald en flink door elkaar geschud. Ik dacht: "Dit flikt ze me geen tweede keer. Meteen m'n grenzen voor de rest van de dag laten merken". Ik had verder geen kind meer aan haar, want ze heeft de hele tijd geslapen. Ze voelde wel een beetje warm aan, maar dat krijg je ook als je zo opstandig bent. De moeder van Catootje belde ook nog op om te vertellen dat het weekend niet doorgaat. Ze heeft het moeilijk met de scheiding en nu kan ze Cato er even niet bij hebben. Nou, met zo'n kind wordt toch ook maar wat aangerommeld. Vinden jullie niet? Zullen we 's een keertje een bespreking over Cato houden?

Uit de persoonlijke rapportage van Catootje van de Wierga. Opgetekend door Ans Groten, verzorgende niveau 3, d.d. 20 juni 2000.

a Wat is jouw mening over de schriftelijke rapportage van collega Ans Groten? Wat vind je er goed en minder goed aan?
b Herschrijf het verslag van Ans Groten. Betrek hierin de eisen die gesteld worden aan een schriftelijke rapportage.
c Nadat iedere leerling het verslag herschreven heeft, worden alle verslagen voorgelezen en besproken in de subgroep.

Opdracht 8 de boodschappen

In de zorgverlening doe je voortdurend boodschappen; in die zin dat je steeds bezig bent met informatie verzamelen, ordenen en doorgeven. We geven op verschillende manieren boodschappen (informatie) aan elkaar door. In deze opdracht beperken we ons tot het mondeling

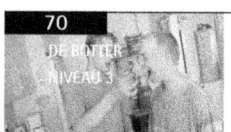

doorgeven van die boodschappen, ook wel mondelinge rapportage genoemd. Ieder geeft een boodschap op een geheel eigen wijze door en ieder ontvangt een boodschap op een geheel eigen wijze. Dit communicatieproces wordt door allerlei factoren beïnvloed.

a Verdiep je in de volgende aspecten van de communicatie en interactie:
   – het communicatieproces van zender en ontvanger
   – factoren die de communicatie beïnvloeden
   – vertroebeling van de communicatie en de risico's daarvan voor de zorg.

   Voor theoretische achtergrondinformatie kun je gebruik maken van *Menswetenschappen* (3) van H.M. de Vocht en *Elementaire sociale vaardigheden* van K. van Meer, J. Neijenhof en M. Bouwens.

b Je hebt inmiddels geleerd dat het belangrijk is om de informatie zo objectief mogelijk door te geven. Deze opdracht is bedoeld als oefening in het nauwkeurig ontvangen en zenden van de boodschap. Dit kun je doen door de volgende speloefening:
   – werk in groepjes van drie, waarbij je eerst afspreekt wie 1) de zender is, 2) wie de ontvanger en 3) wie de observant is
   – zoek een rustige ruimte op, hierdoor voorkom je externe ruis
   – de zender vertelt in een tiental zinnen een bepaalde gebeurtenis
   – de ontvanger luistert goed naar het verhaal
   – als de zender is uitgesproken, vertelt de ontvanger het verhaal zo nauwkeurig mogelijk terug
   – de observant let op subjectieve insluipingen, weglatingen en andere factoren die de communicatie kunnen beïnvloeden
   – de observant geeft feedback
   – hierna kunnen de rollen verwisseld worden
   – de speloefening kan uitgebreid worden door ook de non-verbale aspecten van de communicatie erbij te betrekken, de ontvanger geeft zo nauwkeurig mogelijk zowel de verbale als de non-verbale boodschap weer.

c Ga na welke communicatieproblemen zich in de omgang met zorgvragers kunnen voordoen.

d Ga na welke communicatieproblemen zich in de omgang met collega's kunnen voordoen.

e De bewoners van de leefgroep De Botter hebben in meer of mindere mate last van communicatieproblemen. Ga van iedere bewoner na welke problemen zich in de communicatie kunnen voordoen.

f Stel dat jij informatie moet geven aan een van de bewoners van De Botter. Welke eisen stelt dit aan jouw communicatieve gedrag met de betreffende zorgvrager?

g Emiel heeft de moeder van Bart aan de telefoon. Moeder wil graag weten hoe het met Bart is. Emiel geeft hierover mondelinge informatie via de telefoon. Dit komt nogal eens voor in de zorg en daarom is het belangrijk om er nog eens bij stil te staan.

   Opdracht: Schrijf in groepjes van twee het telefoongesprek tussen Emiel en de moeder van Bart uit in de vorm van een dialoog. Betrek hierin ook de factoren die de communicatie tussen beiden kunnen beïnvloeden. Speel dit uit voor de groep. Plaats een scherm of iets dergelijks tussen beide spelers om het telefoongesprek zo goed mogelijk te kunnen nabootsen, want bij een telefoongesprek is het visuele aspect van de communicatie (je kunt er wel over fantaseren) uitgesloten.

   Bespreek het spel na en betrek hierin:
   – objectiviteit en subjectiviteit van de informatie
   – onderlinge beïnvloeding
   – andere factoren die de communicatie beïnvloeden.

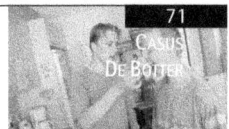

Knelpunten signaleren en initiatieven nemen om ze op te lossen

Opdracht 9 knelpunten in de zorg

In de voorgaande opdrachten zijn verscheidene knelpunten naar voren gekomen die zich in de zorg kunnen voordoen. Bijvoorbeeld: te weinig aanbod van activiteiten, onder te grote tijdsdruk werken en verlies van motivatie. Knelpunten kunnen zich op allerlei terreinen in de zorg voordoen. We kunnen knelpunten onderverdelen in materiële knelpunten en immateriële knelpunten.

a Welke knelpunten ben jij tot nu toe tegengekomen in de zorg? Als je nog geen praktijkervaring hebt, welke knelpunten verwacht je in de zorg tegen te komen? Maak een onderverdeling in materiële en immateriële knelpunten.

b Welke oplossingen heb je aangedragen of zou je kunnen aandragen voor de knelpunten die je bij a genoemd hebt? Vind je de oplossingen passend bij de verantwoordelijkheid van de verzorgende? Waarom wel en waarom niet?

c Bekijk de casus De Botter nog eens kritisch op knelpunten. Zet de door jou gevonden knelpunten op een rijtje en maak daarbij onderscheid tussen materiële knelpunten en immateriële knelpunten.

d Vergelijk de door jou gevonden knelpunten met de knelpunten van de leerlingen uit je subgroep.

e Bespreek de knelpunten met elkaar en stel een actieplan op ter verbetering van de gevonden knelpunten.

f De actieplannen uit de verschillende subgroepen worden in de lesgroep uitgewisseld en geëvalueerd. Betrek in de evaluatie de volgende vragen:
 – Zijn de gevonden knelpunten herkenbaar?
 – Kunnen deze knelpunten ook in andere zorgsettings voorkomen?
 – Hebben de knelpunten raakvlakken met het beroep van verzorgende?
 – Is het actieplan realistisch?
 – Hoe is de actiebereidheid van zorgverleners in het algemeen en in het bijzonder van verzorgenden?

Voor het aanpakken van knelpunten in de zorg kun je van dezelfde theorie gebruik maken als de theorie voor methodische planmatige zorgverlening.

Opdracht 10 motivatieproblemen

Uit de rapportage van Catootje van de Wierga (opdracht 7), dat opgetekend is door verzorgende Ans Groten, blijkt dat het gedrag van Catootje door Ans als een knelpunt wordt ervaren. Het leidt tot motivatieproblemen bij Ans. Motivatieproblemen kunnen leiden tot 'burn out'. Burn out betekent zoiets als 'opgebrand zijn'. Misschien ben je geneigd om te denken dat burn out zich vooral voordoet bij oudere werknemers. Uit onderzoek is echter gebleken dat ook jonge werknemers last kunnen hebben van burn out.

a Stel dat jij je in de positie van Ans Groten bevindt. Je ergert je aan het gedrag van Catootje en wellicht zijn er ook nog andere factoren die ertoe leiden dat je het werk niet meer ziet zitten.

b Welke factoren kunnen leiden tot verhoging van de arbeidsmotivatie?

c Welke factoren kunnen leiden tot verlaging van de arbeidsmotivatie?

d In hoeverre beïnvloedt de mate van motivatie de kwaliteit van de zorgverlening?

e Wat heb jij nodig om gemotiveerd voor de zorgverlening te blijven?

f Behalve in het werk, kunnen zich ook op school motivatieproblemen voor doen.
 – Wanneer krijg jij op school motivatieproblemen?
 – Waar krijg je last van (welke verschijnselen) als jouw motivatie daalt?

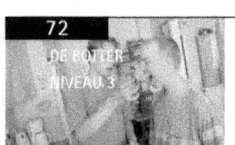

- Welke factoren beïnvloeden jouw motivatie in positieve en in negatieve zin?
- In hoeverre beïnvloedt de motivatie de kwaliteit van jouw leerresultaten?

g Ga bij jezelf na welke initiatieven jij onderneemt of zou ondernemen om om te gaan met zo'n knelpunt als motivatieproblemen.

h Maak van de voorgaande punten een verslag en bespreek dat verslag met je docent, mentor en/of praktijkbegeleid(st)er.

Evaluatie

Je hebt je verdiept in het plannen en evalueren van de zorgverlening. Daarom ben je in staat om antwoord te geven op de volgende vragen:

1 Wat betekent planmatig en methodisch te werk gaan in de zorgverlening?
2 Sluit planmatig en methodisch werken intuïtie en creativiteit uit? Waarom wel, waarom niet?
3 Discussieer met je groepsgenoten over de volgende stellingen:
- Zorgvragers hebben recht op inspraak in het zorgplan.
- Als zorgvragers niet kunnen instemmen met het zorgplan, dan neemt de wettelijk vertegenwoordiger van de zorgvrager deze taak over.

4 Stel dat je constateert dat er op de afdeling waar jij als verzorgende werkt wel zorgplannen zijn, maar dat het personeel zich daar niet aan houdt. Jij ervaart dit als een knelpunt. Wat doe je in zo'n geval?

5 Hieronder vind je een aantal adviezen voor de rapportage. Kruis aan welk advies je goed en welk advies je slecht vindt. Beargumenteer daarna je keuze.

uitspraak	goed	slecht
je moet altijd objectieve informatie geven		
gebruik vakjargon, je hebt niet voor niets voor dit beroep geleerd		
maak nooit taal- en/of spellingsfouten, dit leidt tot ergernis bij de lezers		
gebruik populaire taal (te gek, gaaf, tof, top, enz.), een eigentijds verslag doet het altijd beter		
vertel zoveel mogelijk, details zijn belangrijk		
kernachtige beschrijvingen wekken de indruk van luiheid		
nooit laten merken dat je iets niet begrijpt van zorgvragers, wekt een domme indruk		
onderstreep belangrijke zaken		
gebruik geen woorden als goed, leuk, prettig en mooi		
altijd met respect over zorgvragers schrijven		
klachten van zorgvragers en mantelzorgers zo precies mogelijk opschrijven; stel je voor dat ze de rapportage opvragen		
bij moeilijke zaken altijd je gevoelens erbij vermelden		
maak een rapport zo interessant mogelijk, anders haakt de lezer te snel af		
vertrouwelijk informatie hoort niet in het rapport thuis		
beschrijf uitvoerig het gedrag van zorgvragers, dan komt de persoon beter uit de verf		
geef voorbeelden als je de informatie te vaag vindt		
irritaties ten aanzien van collega's meteen in het rapport melden; van je hart geen moordkuil maken		

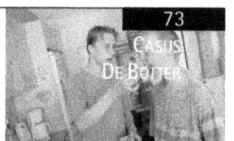

Leertaak 8

Vrijwilligerswerk en werken in de sociale werkplaats

Johanna en Karel, een vrijwilliger die 's avonds nogal eens komt helpen sinds hij in de WAO is geraakt vanwege een hernia, zullen er ook zijn.

Na het ontbijt gaan Joachim en Henk naar de sociale werkplaats. Joachim op de fiets en Henk, vanwege zijn regelmatig terugkerende aanvallen van epilepsie, met het busje dat hem en een aantal andere bewoners komt halen.

Oriëntatie

In de casus helpt Karel, een vrijwilliger, 's avonds geregeld in de groep. Je leest steeds vaker over vrijwilligerswerk in kranten en artikelen. Soms gaat dat over de noodzaak vrijwilligers te hebben en soms ook een bedankje voor de werkzaamheden van vrijwilligers. Als verzorgende heb je ook te maken met vrijwilligers. In deze leertaak bespreek en bediscussieer je met andere groepsleden de waarde en onmisbaarheid van vrijwilligerswerk. Na het ontbijt gaan Joachim en Henk naar de sociale werkplaats. Joachim op de fiets en Henk met het busje. In deze leertaak verzamel je informatie over sociale werkplaatsen en welke personen daar zoal werken.

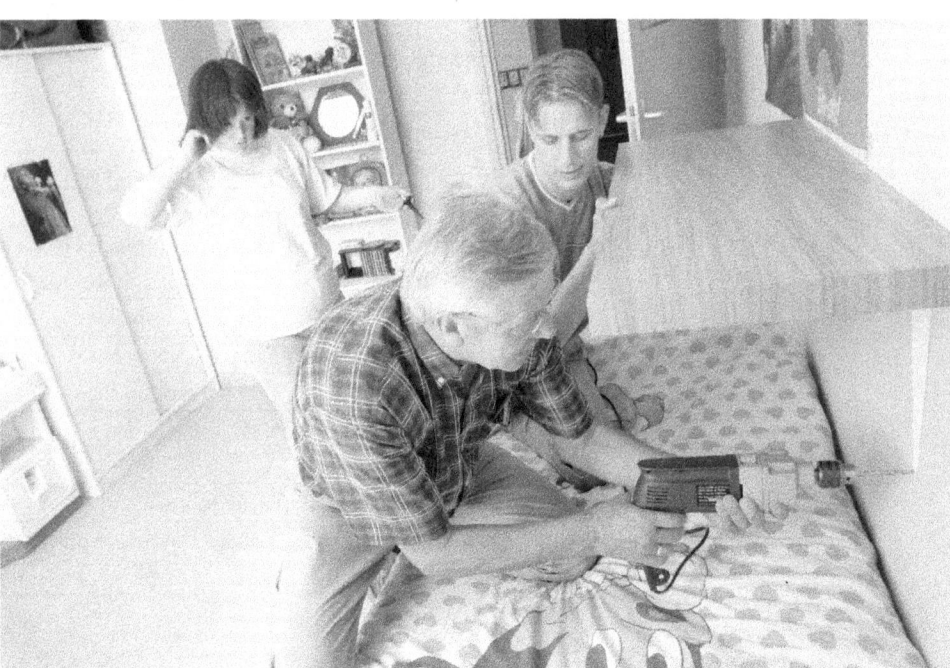

Vrijwilliger Karel doet regelmatig allerlei karweitjes in de groep.

Doelstellingen

Na het werken aan deze leertaak kun je:
- je eigen mening geven over vrijwilligerswerk
- uitleggen wat een sociale werkplaats is, wat de werkplaats beoogt en wie er werken en wat voor werk er wordt uitgevoerd.

Planning

Bespreek de opdrachten in deze leertaak met je begeleidend docent en schrijf op hoe en wanneer je daaraan gaat werken. Maak ook afspraken over het inleveren van de opdrachten.

Richtlijn voor de studiebelasting:

Oriëntatie en planning	0,5	sbu
Opdracht 1	2	sbu
Opdracht 2	2	sbu
Opdracht 3	1,5	sbu
Evaluatie	1	sbu
Totaal	7	sbu

Bij het uitvoeren van de opdrachten kun je de volgende boeken gebruiken: *Hoe pak ik dat aan?* van M. Cox en *Leren leervaardigheden* van F. van Duist en A. de Jongh.

Uitvoering

Opdracht 1 **voorbereiding op de discussie**

Bij deze opdracht bereid je je voor op een discussie en vorm je een eigen mening over de stellingen in de opdracht.

a Wat zijn jouw eigen ervaringen met vrijwilligerswerk, of vrijwilligerswerk van familieleden, vrienden of kennissen? Noem het soort vrijwilligerswerk en redenen waarom jij, je familie, vrienden of kennissen dit werk vrijwillig doen.

b In deze leertaak ga je discussiëren. Het onderwerp is 'vrijwilligerswerk'. Bekijk het werkblad 'Discussiëren' in het boek *Hoe pak ik dat aan?*
Als voorbereiding op de inhoud van de discussie kun je verder informatie zoeken: op het internet (www.sire.nl) of bellen met de Vrijwilligerstelefoon: 0900-8998600

c Vraag aan een vrijwilliger(ster) die je kent, informatie over het werk van de vrijwilliger(ster) door het houden van een interview (zie *Hoe pak ik dat aan?* thema: Het houden van een interview).

d Benoem bij de stellingen in opdracht 2 de voor- en tegenargumenten. Formuleer een mening of een standpunt.

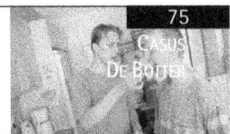

Opdracht 2 **een discussie over het vrijwilligerswerk**

Dit is een groepsopdracht. Iedereen heeft zich voorbereid door opdracht 1. Voer een discussie over een aantal stellingen. De maximale groepsgrootte is tien personen. Er zijn twee observanten. Maak een keuze uit onderstaande stellingen:
1 Karel zou een deel van zijn tijd vrijwilligerswerk moeten doen.
2 De maatschappij kan niet zonder vrijwilligers.
3 In de verzorging zijn vrijwilligers nodig.
4 Voor je in de zorg gaat werken, moet je vrijwilligerswerk gedaan hebben.
5 Vrijwilligerswerk doe je voor jezelf.
6 Vrijwilligers bieden een luisterend oor, meer kunnen ze niet doen in de zorg.
7 Je geeft het goede voorbeeld aan jong en oud, door vrijwilligerswerk te doen.
8 Onbetaald werken is hetzelfde als vrijwilligerswerk.

Opdracht 3 **de sociale werkplaats is onmisbaar**

Deze opdracht doe je in een subgroep.
Joachim en Henk gaan iedere dag naar de sociale werkplaats. Wat is een sociale werkplaats, wat gebeurt er en wie werken er?
In deze opdracht verzamel je informatie over de sociale werkplaats. Deze opdracht bestaat uit twee delen: het verzamelen van informatie over de sociale werkplaats via het internet en informatie vragen bij een sociale werkplaats in je omgeving.

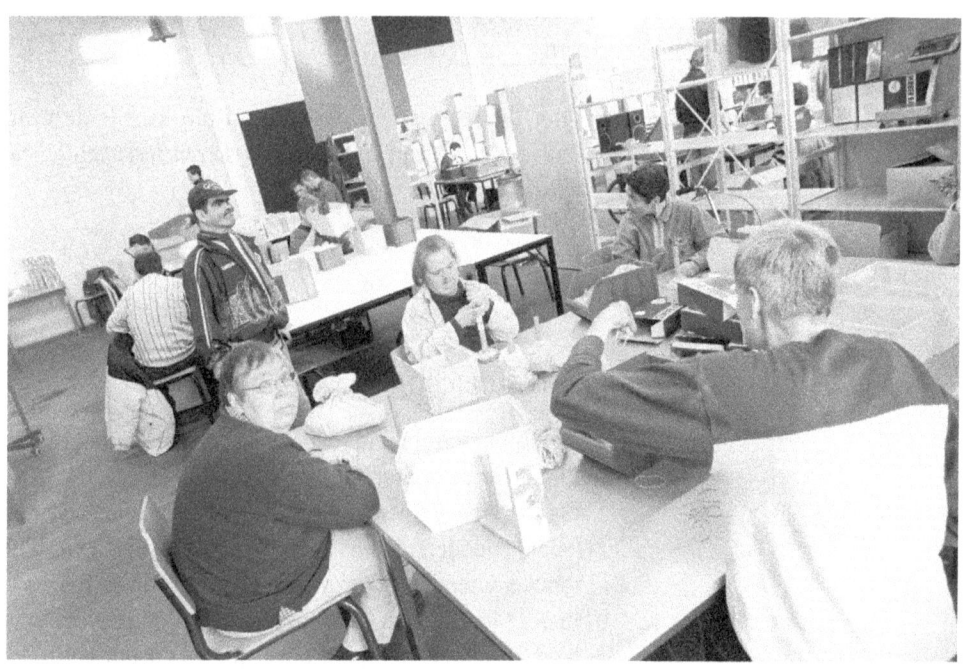

In een sociale werkplaats wordt eenvoudig productiewerk gedaan.

a Verzamelen van informatie via het internet.
Een sociale werkplaats en alles wat daar gebeurt valt onder de Wet sociale werkvoorziening. Over deze wet verzamel je informatie. Je gaat daarvoor direct naar de website van het Ministerie van Sociale Zaken en Werkgelegenheid.
Geef met behulp van het internet antwoord op de volgende vragen:
1 Wat houdt Wet sociale werkvoorziening in hoofdlijnen in?
2 Wie komen voor het werken in een sociale werkplaats in aanmerking?
3 Waarin verschilt het werken in een sociale werkplaats van werken in andere bedrijven?
b Verzamel informatie via een telefonisch contact met een sociale werkplaats in de regio waar je woont. Sociale werkplaatsen vind je meestal in een grotere woonplaats in je directe omgeving.

Bespreek in de subgroep welke informatie je wilt verzamelen over de sociale werkplaats in je omgeving. Je kunt daarbij gebruik maken van de verzamelde informatie uit het eerste deel van deze opdracht.

Enkele suggesties voor vragen zijn:
- Omvang sociale werkplaats zowel in aantal werknemers als regio.
- Uit welke onderdelen bestaat de werkplaats en welke producten maken de medewerkers?
- Welke eisen worden aan medewerkers gesteld om binnen de sociale werkplaats te kunnen werken?
- Wat doet de sociale werkplaats zoal aan begeleiding en wie doen dat?
- Van wie krijgt de sociale werkplaats opdrachten?

Je kunt deze informatie op verschillende manieren verzamelen. Bespreek in de subgroep hoe je dat kunt doen. Misschien is het bijvoorbeeld mogelijk een bezoek te brengen aan een sociale werkplaats. Verdeel taken binnen de subgroep.

Stel een kort verslag op en presenteer het aan de groep. Stel twee discussiestellingen op waarin je aangeeft wat volgens de leden van de subgroep het bestaan van sociale werkplaatsen rechtvaardigt.

Evaluatie

Dit is een individuele opdracht.
1. Na de discussie vul je een checklist in. Maak gebruik van de 'Checklist bij het discussiëren' uit het handboek *Leren leervaardigheden* van F. van Duist en A. de Jongh. Laat deze checklist ook door je docent en groepsgenoten invullen. Spreek van tevoren af wie jou gaat beoordelen.
2. Hoe is de keuze van de stelling tot stand gekomen (door de voorzitter, meerderheid van stemmen of anders)?
3. Heb je de volgende doelstelling bereikt?
4. Wat is je eigen mening over het belang van vrijwilligerswerk, voor het individu en de samenleving?
5. Geef in enkele zinnen aan wat de kernpunten zijn van de Wet sociale werkvoorziening en wat de relatie is met de sociale werkplaatsen.

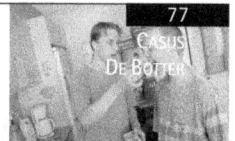

Leertaak 9

Eerste hulp bij calamiteiten

Als Emiel de telefoon heeft opgehangen en Jeroen net de koffiepot op tafel wil zetten, pakt Bart boos de afstandbediening af van Cheriel. Hij stoot daarbij tegen Jeroen aan, die de pot laat vallen. De koffie vliegt overal overheen, ook over het been van Henk. Die gilt het uit van de pijn. Cheriel gilt dat Bart de afstandbediening moet teruggeven. Bart rent de tuin in door de openslaande deuren naar buiten. Emiel rent er achteraan en schreeuwt tegen Bart.
Ondertussen knielt Johanna bij Henk neer. Henk ligt helemaal verkrampt en begint vreselijk te schokken.

Oriëntatie

Het begin van een reeks gebeurtenissen: Henk met brandwonden en een epileptische aanval, geschreeuw en gegil en de hele groep overstuur. Een ongeluk zit in een klein hoekje is een bekend spreekwoord en helaas maar al te waar. De avonddienst op De Botter begon ogenschijnlijk rustig. Een boze Bart en een ongecontroleerde beweging veroorzaken deze reeks calamiteiten. Als verzorgende moet je voorbereid zijn om eerste hulp bij ongelukken te verlenen. Als je je van tevoren een aantal vaardigheden eigen hebt gemaakt en ook weet wat je in welke situatie moet doen, heb je een grote kans dat je adequaat handelt op zomaar een warme zomeravond op De Botter.

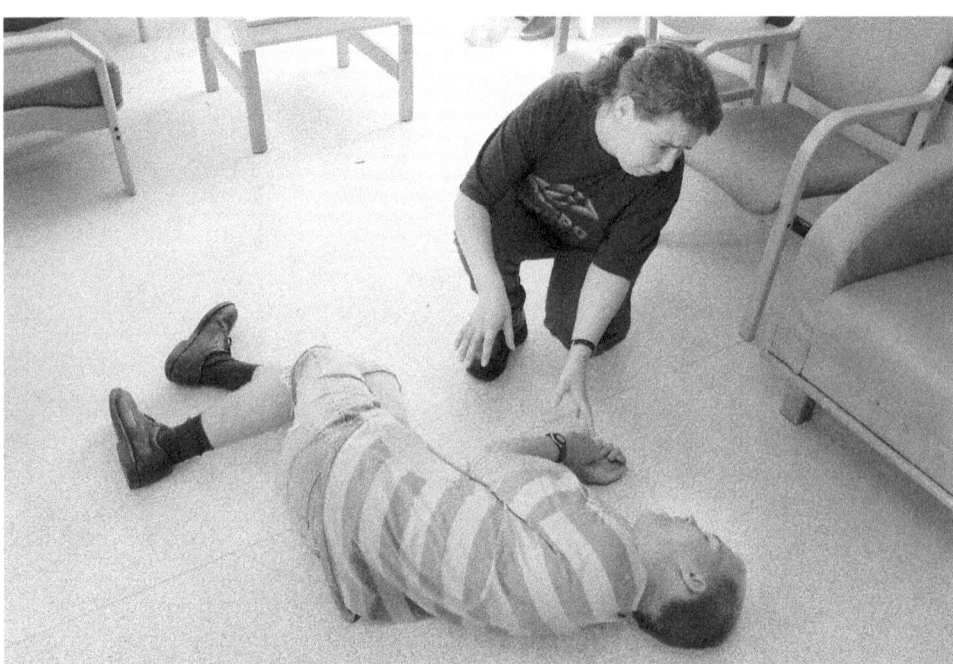

Henk heeft van schrik een epileptisch insult gekregen.

Doelstellingen

Na het doorwerken van de leertaak kun je
- situaties herkennen waarin je als verzorgende moet ingrijpen
- zo goed mogelijk reageren bij ongevallen en in onvoorziene situaties
- eerste hulp verlenen bij:
  - verwondingen (o.a. bloedingen en brandwonden)
  - vergiftigingen
  - epileptische aanval
  - hyperventilatie
  - flauwvallen en bewusteloosheid
  - een ademstilstand en een circulatiestilstand
- indien noodzakelijk een arts waarschuwen.

Planning

Bespreek de opdrachten in deze leertaak met de begeleidend docent en schrijf op hoe en wanneer je daar aangaat werken. Voor het oefenen van diverse vaardigheden moet je de beschikking hebben over diverse verbandmaterialen, gifwijzers, een praktijklokaal en reanimatiepoppen. Reserveer dit tijdig.

Je kunt gebruik maken van *Lichamelijke gezondheidsproblematiek* van J.C. Dito e.a, *Het lichamelijk functioneren* van J.A.M. Baar e.a., *Gezondheidskunde* van J. de Jonge en *Vaardigheden specifieke zorg* van G. Afink en J. Groenhof.

Richtlijn voor de studiebelasting:

Oriëntatie en planning	0,5	sbu
Opdracht 1	1	sbu
Opdracht 2	1,5	sbu
Opdracht 3	1	sbu
Opdracht 4	3	sbu
Opdracht 5	1,5	sbu
Opdracht 6	2	sbu
Opdracht 7	3	sbu
Opdracht 8	3	sbu
Opdracht 9	6	sbu
Evaluatie	1,5	sbu
Totaal	24	sbu

Uitvoering

Opdracht 1 **mijn EHBO-ervaring**

Beantwoord onderstaande vragen eerst voor jezelf, daarna bespreek je ze in een subgroep.
a Met welke van bovenstaande ongevallen/calamiteiten heb jij persoonlijk te maken gehad?
b Was je slachtoffer of hulpverlener?
c Ga na wat er toen gebeurde en hoe er toen gehandeld werd.

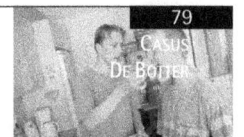

d Hoe is jouw reactie meestal op een acute gebeurtenis? Schrikken, gillen, 'verlamd' blijven staan, rustig hulp verlenen of een andere reactie?

e Welke scholing heb je tot nu toe gehad op het gebied van de EHBO? Welke vaardigheden beheers je al?

f Bekijk de verbandtrommel die je thuis hebt en vergelijk de inhoud met het advies van het Oranje Kruis.

g Wat zijn ook alweer de alarmnummers die elke Nederlander hoort te kennen, bij ernstige en minder ernstige zaken?

h Zoek per persoon een krantenartikel over een ongeluk wat op straat of in de woonomgeving is gebeurd en neem dit mee naar school.

Opdracht 2   **vlak bij huis**

De meeste ongelukken vinden plaats in de leefomgeving van mensen en in het verkeer. Ook in de leefomgeving van mensen die in een instelling wonen, getuige het verhaal van De Botter.

Verzamel per subgroep de krantenartikelen en beantwoord voor elke situatie de volgende vragen:

a Om wat voor soort ongeval ging het?
b Wat was de oorzaak?
c Was het te voorkomen geweest?
d Hoe werd er gehandeld?
e Was dit een goede behandeling? Motiveer je antwoord met behulp van literatuur.
f Wat waren de gevolgen voor het slachtoffer (of zouden kunnen zijn)?

Opdracht 3   **eerste hulp bij ongelukken**

Bekijk de video *Eerste Hulp Bij Ongelukken* van het Oranje Kruis en beantwoord de in de video gestelde vragen. De vijf punten die altijd deel uit moeten maken van het handelen in eerstehulp-situaties kun je hierna in eigen woorden vertellen.

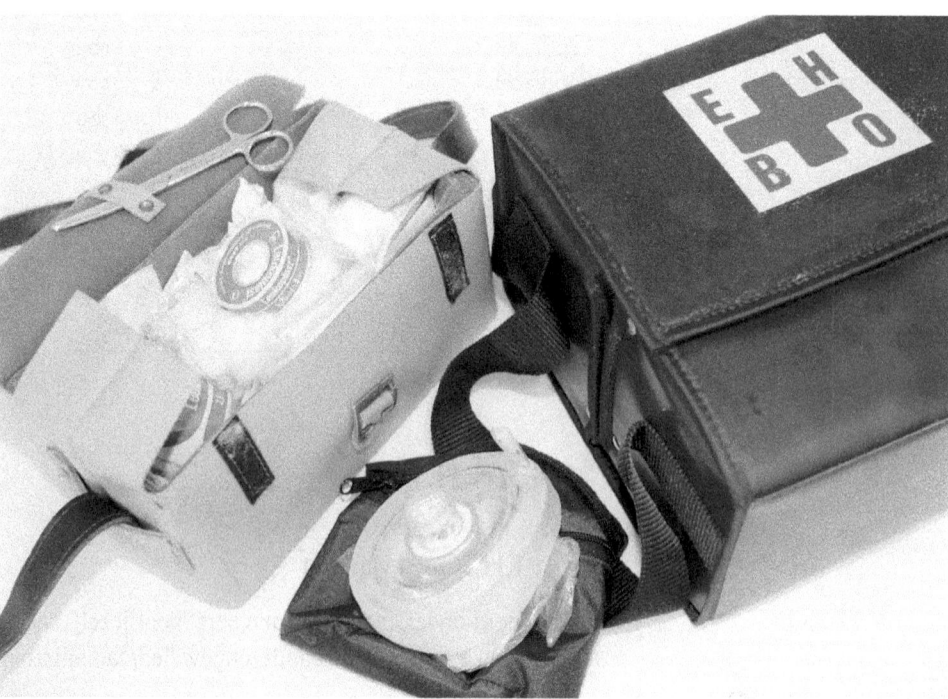

EHBO-tas.

Opdracht 4   **Henk!**

In de casus krijgt Henk hete koffie over zijn been heen. Vervolgens schiet hij in een epileptisch insult. Twee situaties waar je als verzorgende adequaat op moet reageren.
Zoek over onderstaande gebeurtenissen uit wat belangrijk is om te weten en wat je moet doen. Maak daarbij gebruik van video's, het Oranje Kruis-boekje, ziektenleer- en verpleegkundeboeken. Verdeel de onderwerpen in overleg met de docent in de subgroepen en presenteer de theorie aan elkaar. Vermeld daarbij de specifieke aandachtspunten voor verstandelijk gehandicapten:
a brandwonden
b epileptisch insult
c hyperventilatie
d flauwvallen
e bewusteloosheid.

	brandwonden	epileptisch insult	hyperventilatie	flauwvallen	bewusteloosheid
weten – verschillende oorzaken – vormen/gradaties – verschijnselen – de eerste hulp (wat je moet doen) – wat je niet moet doen – overige behandeling – beïnvloedende factoren – eventuele risico's – mogelijke gevolgen voor het slachtoffer – preventieve maatregelen					
doen					
specifieke aandachtspunten voor verstandelijk gehandicapten					

Opdracht 5   **wat verbindt verband?**

Er zijn veel verschillende soorten verbandmateriaal. In deze opdracht maak je kennis met een aantal soorten. Zoek in verbandbakken (restanten met divers verbandmateriaal) die door de docent zijn klaargezet ten minste tien verschillende soorten verbandmateriaal en pleisters en plak deze op twee A4'tjes. Vermeld van elk stukje:
– de naam
– de eigenschappen
– de functie.
Alternatief voor deze opdracht: verdeel de verschillende soorten verbandmateriaal over de subgroepen. Elke subgroep zoekt een soort verbandmateriaal uit en presenteert dit aan de andere subgroepen. Dit materiaal kun je van huis meenemen of opvragen bij leveranciers.

Opdracht 6   **vergif**

In de zorg voor verstandelijk gehandicapten moet je, net als in een gezin met kinderen, rekening houden met onverwachte gebeurtenissen: aanraking met een giftige plant, een wespen- of bijensteek, een valpartij enz. Vooral zorgvragers die zich niet of minder bewust zijn van gevaren moeten beschermd worden tegen risico's. Bovendien maken sommige

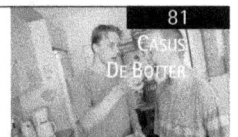

verstandelijk gehandicapten (laag niveau) geen onderscheid in eetbare en niet eetbare zaken. Zij eten dan als dwang alles 'wat los en vast' zit. Dit gedrag wordt 'pica' genoemd. Risicovol gedrag dus waar je adequaat op moet reageren, want de gevolgen kunnen groot zijn voor de verstandelijk gehandicapte zorgvrager: van overgeven, maagspoelen tot operaties!
Doe onderstaande opdrachten in een subgroep. Raadpleeg verschillende bronnen.
a Bekijk verschillende soorten gifwijzers (Nederlands, anderstalig, kinder-EHBO, kaarten bij eerste hulp en diverse boeken voor kinderen of ouderen geschreven).
b Maak per onderwerp een voorlichtingsfoldertje op A4-formaat.
 1 het eten van een sigaret
 2 blaren door zonnebrand
 3 inslikken van afwasmiddel
 4 een wespensteek
 5 contact met berenklauw
 6 een schaafwond door een val op straat
 7 het slikken van een strip anticonceptiepillen
 8 het inslikken van lampolie
 9 het eten van een giftige paddestoel
 10 een bijtwond van een hond.

Opdracht 7 **hartstikke belangrijk!**

Acute stoornissen in hart en bloedvaten zijn een belangrijke oorzaak van ongevallen. Je kunt denken aan een hartstilstand, maar ook aan een fikse slagaderlijke bloeding. Voor je goed leert handelen, ga je je eerst verdiepen in de basiskennis van hart en bloedvaten.
a Benoem de volgende onderdelen van het hart:
 1 bovenste en onderste holle ader
 2 haarvatenstelsel
 3 linker- en rechterlongslagader
 4 linker- en rechterlongader
 5 linker- en rechterlong
 6 linker- en rechterkamer
 7 onderste holle ader
 8 aorta
 9 linker- en rechterboezem.

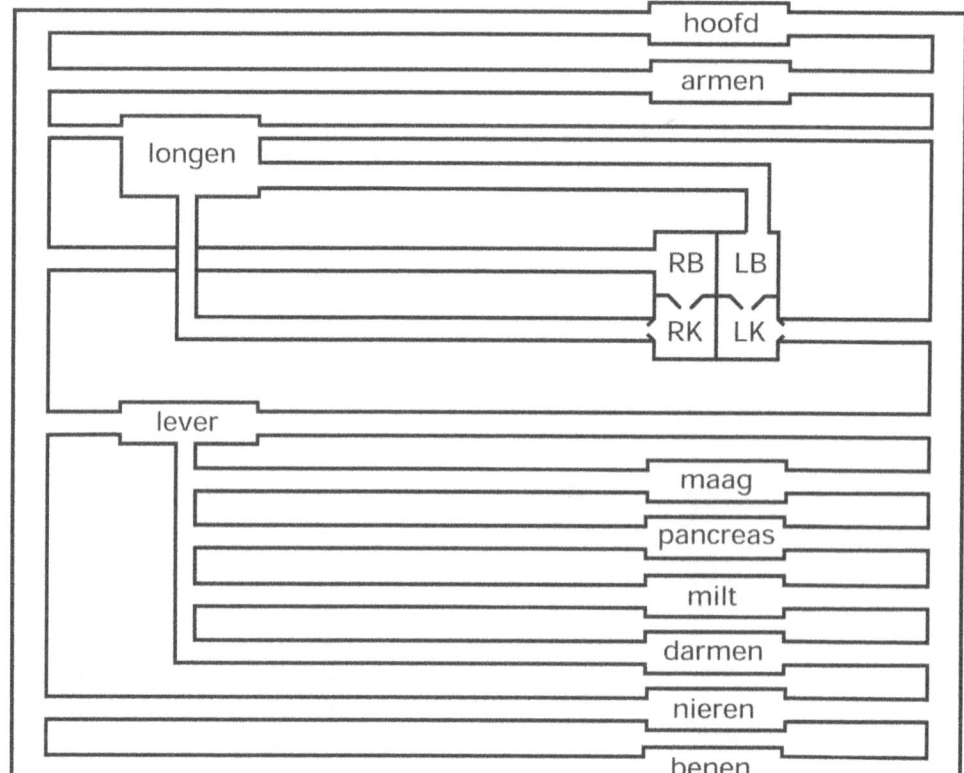

b Neem het schema over en kleur de bloedstroom van zuurstofrijk (rood) en zuurstofarm (blauw) bloed van de grote en kleine circulatie.

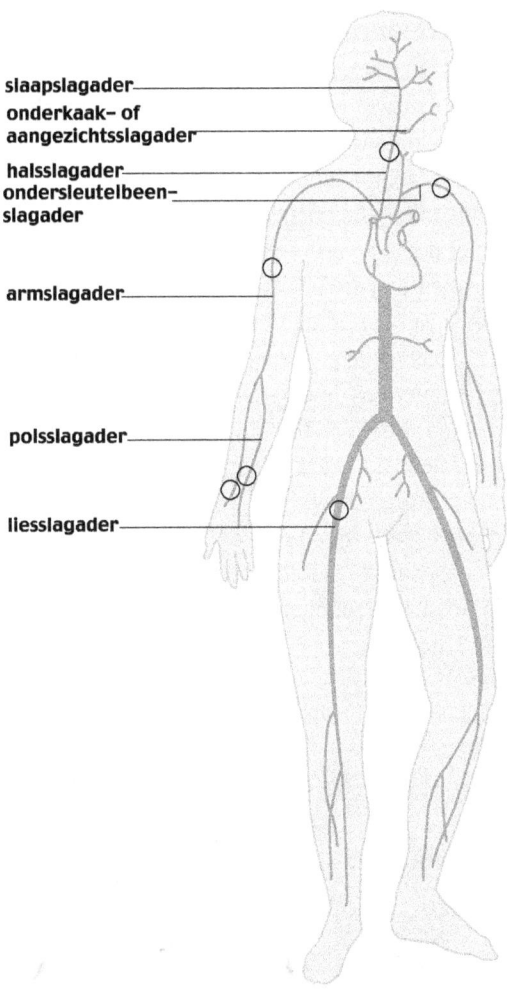

slaapslagader
onderkaak- of aangezichtsslagader
halsslagader
ondersleutelbeen-slagader
armslagader
polsslagader
liesslagader

Punten waar slagaders kunnen worden afgedrukt bij slagaderlijke bloedingen.

c Demonstratie door de docent van:
1 drukpunten van slagaderlijke bloedingen
2 omhooghouden betreffende lichaamsdeel
3 eerste hulp bij (aderlijke) neusbloeding
4 handgreep van Heimlich (bij verslikken).

Opdracht 8   **verbinden**

Volgens de skillslab-methode: oefen na demonstratie door de docent het aanleggen van de volgende verbanden:
a wonddrukverband
b snelverband
c mitella en das
d knieverband
e hielverband
f vinger- en handverband.

Het gebeurt regelmatig dat verstandelijk gehandicapten (lager niveau) het zorgvuldig aangebrachte verband er af trekken. Wat kun je doen om te zorgen dat het verband zo lang mogelijk kan blijven zitten?

Opdracht 9 **ademhalings- en circulatiestoornissen**

Levensbedreigende stoornissen kunnen zich ook voordoen in een groep als De Botter. Zomaar een paar voorbeelden: een ziekte als epilepsie kan ademhalingsstoornissen veroorzaken. Mensen met syndroom van Down hebben nogal eens een hartafwijking met alle risico's van dien. Als verzorgende heb je bepaalde kennis nodig over de ademhaling en de circulatie om adequaat te kunnen handelen in acute situaties.

a Geef antwoord op onderstaande vragen:
1 Welke acute ademhalingsstoornissen zijn er?
2 Noem minimaal drie oorzaken van een gestoorde ademhaling.
3 Wat is het doel van de eerste hulp bij ademhalingsstoornissen?
4 Waar bestaat de eerste hulp uit bij elk type ademhalingsstoornis?
5 Hoe kun je zien dat iemand een stoornis in de circulatie heeft?
6 Welke oorzaken zijn er van een circulatiestilstand?
7 Wat is het doel van de eerste hulp?
8 Waar bestaat deze eerste hulp uit?
9 Welke vormen van 'dood' zijn er?
10 Hoe kun je weten op welke manier iemand overleden is?

b Volg de demonstratie van de docent en oefen daarna de volgende vaardigheden, waarbij je oefent op elkaar (bij stabiele zijligging). Hulpmiddelen bij de demonstratie en het oefenen zijn: reanimatiepoppen, video's en handelingenschema's/protocollen.
1 stabiele zijligging
2 reanimeren
3 mond-op-mond beademing.

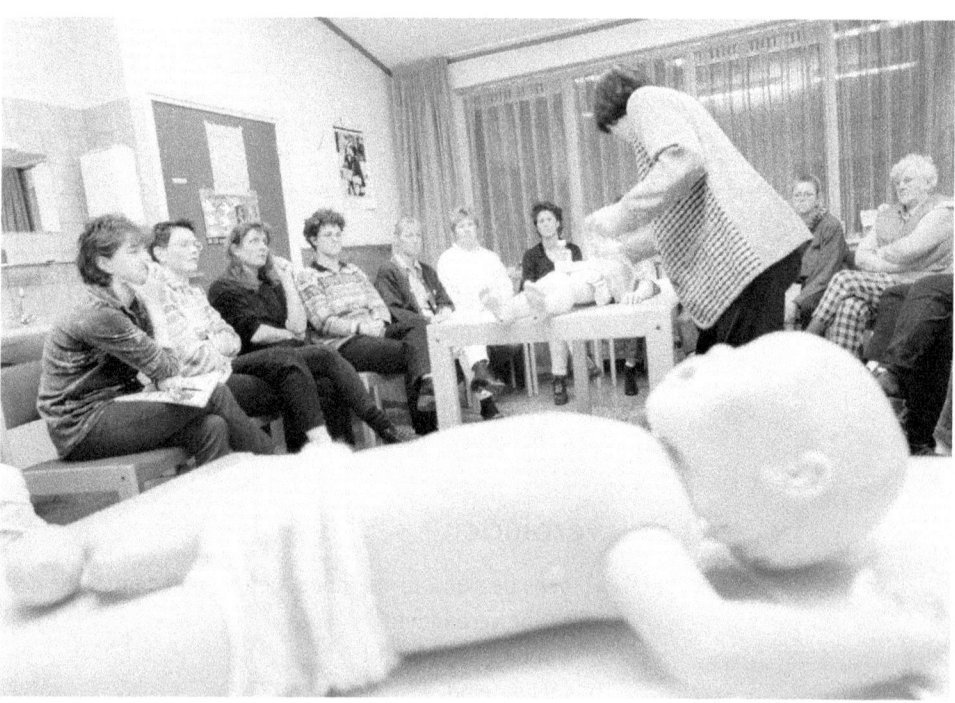

Demonstratie met een reanimatiepop.

Evaluatie

Bespreek in subgroepen de volgende stellingen:
1 Een verband dat er niet goed uit ziet, is niet goed aangelegd.
2 In elke woongroep dient een gifwijzer aanwezig te zijn.
3 Ouders moeten een EHBO-cursus voor hun eigen kinderen volgen.
4 Iedereen in Nederland heeft het recht gereanimeerd te worden.

5 Elke burger heeft de plicht in nood te reanimeren.
6 Het is onbegrijpelijk dat mensen aan de kant blijven staan als er iemand in het water gevallen is.
7 Een SOS-hangertje met medische gegevens is voor iedereen aan te raden.

Kijk nog eens terug naar de calamiteiten in de casus. Herschrijf met elkaar de fragmenten waarop het mis ging en geef nu een verantwoorde versie van de reactie van de betrokken verzorgenden rondom Henk. Je kunt hiervoor terugkijken naar opdracht 1d van leertaak 7, waar het ging over wel of niet methodisch en planmatig werken.

Leertaak 10

Overleg en spoedoverleg

Wakker wordend met een kop koffie leest ze het nachtrapport.

Intussen leest Sandra nog eens de overdracht van Rebecca voor huize 'Hebron'.

's Middags wanneer Rebecca met haar ouders is vertrokken, hebben ze een teamoverleg.

Volgens de orthopedagoog voelt Kees zich veiliger als je hem niet aankijkt. Het team is hiervan niet overtuigd maar willen het wel proberen. Over een maand zullen de groepsleiders hierop terug komen. Als het nodig is, wordt het zorgplan bijgesteld.

Sandra vertelt haar collega's van die dag van het kennismakingsgesprek dat ze heeft gevoerd met Bart en zijn ouders.

De volgende dag probeert Nicole voor de derde keer deze week de zus van Henk te bellen.

De volgende dag wordt er moet spoed een multidisciplinair teamoverleg ingelast en de hele avond passeert nogmaals de revue.

Oriëntatie

Zeven fragmenten uit de casus, waaruit blijkt dat er op de een of andere manier overlegd wordt. Je hebt al eerder in de opdrachten over samenwerken gemerkt dat je om op één lijn te komen, geregeld met je collega's om de tafel moet gaan zitten om afspraken te maken. In deze leertaak leer je waarover je overlegt, met wie je overlegt, welke taken jij als verzorgende hebt en welke overlegvormen er gebruikt worden. De overdracht van een zorgvrager van de ene naar de andere instelling kun je zien als een vorm van overleg over de muren van een instelling heen. Natuurlijk ga je in de schoolsituatie verschillende overlegvormen in subgroepen oefenen, om in de praktijk beter voor de dag te komen.

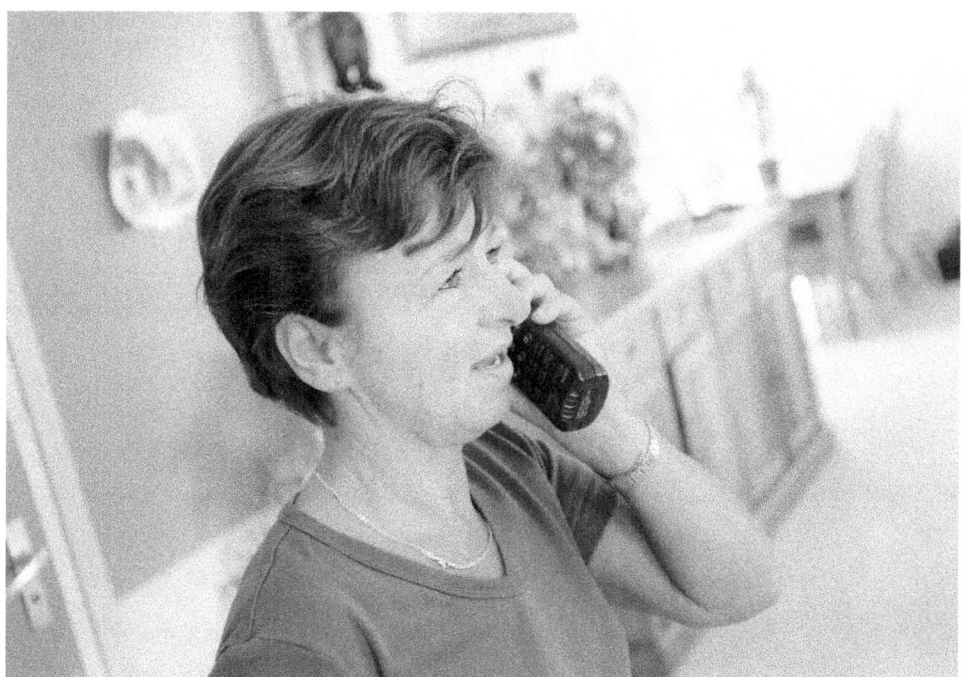

Nicole probeert voor de derde keer de zus van Henk te bellen...

Doelstellingen

Na het werken aan deze leertaak kun je:
- deelnemen aan diverse soorten besprekingen
- overleggen met de zorgvrager en de familie en mantelzorgers
- consult vragen en geven over de zorg
- andere disciplines consulteren
- adviezen en informatie geven aan andere disciplines
- zo nodig de verantwoordelijke van zorg inschakelen
- zorgdragen voor ontslag
- overdragen naar een andere instelling.

Planning

Bespreek de opdrachten in deze leertaak met je begeleidend docent en schrijf op hoe en wanneer je daaraan gaat werken.
Je kunt gebruik maken van *Aspecten van de beroepsuitoefening* van J.C. Dito en *Menswetenschappen* van H.M. de Vocht.

Richtlijn voor de studiebelasting:

Oriëntatie en planning	0,5	sbu
Opdracht 1	0,5	sbu
Opdracht 2	1	sbu
Opdracht 3	4	sbu
Opdracht 4	3	sbu
Opdracht 5	2	sbu
Opdracht 6	5	sbu
Evaluatie	3	sbu
Totaal	19	sbu

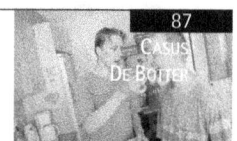

Uitvoering

Opdracht 1 — eigen ervaring

Geef een korte reactie op de volgende vragen:
a Welke ervaring heb jij al opgedaan met vergaderingen (vrijwilligerswerk, leerlingenraad enz.)?
b Hoe is je ervaring met afspraken maken in een groep bijvoorbeeld over een gezamenlijk cadeau of een activiteit?
c Welke rol heb jij tot nu toe aangenomen tijdens groepsgesprekken: spreker of zwijger of...? Ben je tevreden met die rol?
d Wat zijn jouw persoonlijke leerdoelen bij deze leertaak? Formuleer bij elke doelstelling je eigen leerdoel.

Opdracht 2 — verschillende overlegvormen

In de casus lees je dat er op verschillende momenten overlegd wordt. In de meeste gevallen gebeurt dit door persoonlijk contact. Het is ook mogelijk het een en ander op papier te zetten. Deze schriftelijke vorm wordt bijvoorbeeld gebruikt bij het overplaatsen of verhuizen van een zorgvrager van de ene naar de andere afdeling of zorgsetting, zoals bij Rebecca in de casus. Dit wordt overdracht genoemd. Overdracht is ook het doorgeven van informatie over een of meerdere zorgvragers. Dit gebeurt bij het wisselen van de diensten. Bijvoorbeeld de verzorgenden van de dagdienst 'dragen over' aan de verzorgenden van de avonddienst, maar het kan ook tussen de werkzaamheden door gebeuren als er belangrijke informatie over een zorgvrager aan de verantwoordelijke verzorgende doorgegeven moet worden. Gegevens voor een overdracht worden meestal schriftelijk gerapporteerd (zie ook leertaak 7) en zo nodig mondeling toegelicht.

Een aantal fragmenten van de diverse overlegvormen waar je als verzorgende mee te maken hebt staan bij de oriëntatie genoemd.

Benoem van elk fragment uit de casus:
a Met wie wordt er overlegd?
b Wat is het doel van dit overleg?
c Waar gaat het overleg over (dit kunnen ook meerdere punten zijn)?
d Wat is de uitkomst van dit overleg (voor zover vermeld in de casus).

Zoek in de literatuur naar mogelijke andere overlegvormen en beantwoord daarvoor ook bovenstaande vragen

Opdracht 3 — kwartetten met andere disciplines

Werken in de zorg doe je met veel andere beroepsbeoefenaren samen. In de casus ben je al tegengekomen dat verzorgenden een maatschappelijk werker en een orthopedagoog geconsulteerd hadden.

In deze opdracht maak je in subgroepen een kwartetspel van andere disciplines (zie werkblad: Maken van een kwartetspel uit *Hoe pak ik dat aan?*). Per groep kies je acht verschillende disciplines die je in je werk als verzorgende in de verstandelijk gehandicaptenzorg kunt tegen komen. Per kwartetset werk je de volgende onderdelen uit:
a de beroepsbeoefenaar
b de kerntaak
c een behandelwijze
d een kenmerkend attribuut/voorwerp.

Na het maken van dit kwartet speel je de kwartetten van de verschillende subgroepen.

Opdracht 4 consult

In sommige situaties is er advies nodig van andere disciplines. Voordat je dit consult aanvraagt, is het nodig eerst alle gegevens over de zorgvrager op een rijtje te hebben. In andere gevallen volstaat het advies van je collega's van de verzorging of verpleging (bijv. een afdelingshoofd of een avond- of nachthoofd).

a Zoek uit de casus twee fragmenten waarin er een consult werd gevraagd (voor Kees en voor Henk).
b Vind je het terecht dat er consult werd gevraagd? Met andere woorden zijn de genoemde disciplines de juiste om in deze situatie advies te geven? Motiveer je antwoord.
c Welke 'eerst verantwoordelijke van zorg' kom je in de casus tegen? Kijk ook naar de crisissituaties die zich hebben voorgedaan. Welke verantwoordelijkheid hebben de verschillende collega's?
d Speel in een rollenspel de rol van een andere discipline en de rol van verzorgende (zie werkblad: Spelen van een rollenspel in *Hoe pak ik dat aan?*). De andere discipline stelt ook gerichte vragen aan de verzorgende, zodat ook de verzorgende, die op dat moment de verantwoordelijke van zorg voor de betreffende bewoner is, adviezen en informatie kan geven.
Bereid in tweetallen een consult voor, dus:
– bespreek wat je met het consult wilt bereiken
– bereid een inleiding voor om het gesprek mee te openen
– vat het gesprek geregeld samen
– noteer afspraken
– spreek een vervolg af voor dit consult.
En presenteer dit aan de groep

Opdracht 5 overleggen met de zorgvrager, familie en mantelzorgers

Overleggen doe je niet alleen met collega's. Het draait in de zorg natuurlijk om de zorgvrager en de mensen die daar omheen staan. Dat is in de verstandelijk gehandicaptenzorg niet anders. De zorgvrager wordt altijd bij de zorg betrokken. Als de zorgvrager bepaalde keuzen niet zelf kan maken, zijn de familieleden (in veel gevallen de ouders) of de wettelijk vertegenwoordigers (bijv. broer, zus of bezoekvriend(in)) de eerst aangewezen personen die de plaats van de zorgvrager innemen in overlegsituaties. De eerst verantwoordelijke van zorg of de eerst verantwoordelijke verzorgende of verpleegkundige (EV V'er) is meestal degene die het gesprek met de zorgvrager (en de familie/mantelzorgers) aan gaat.
Beantwoord onderstaande vragen.

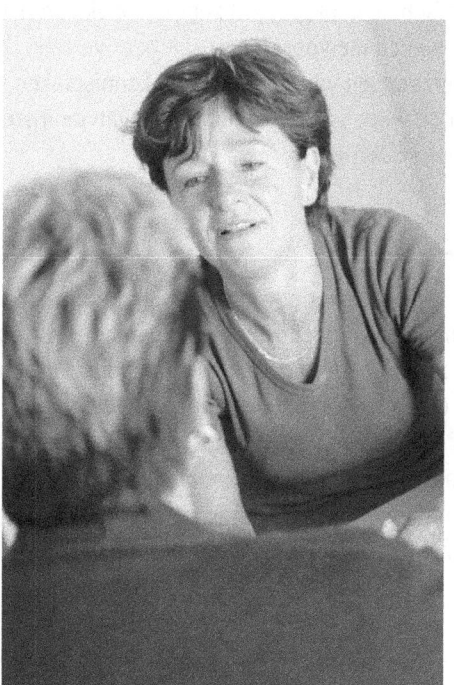

Als EV V'er bespreekt Nicole zaken waarin de zorgvrager zelf niet kan beslissen met diens wettelijke vertegenwoordiger.

a Wat heeft de Wet op de geneeskundige behandelingsovereenkomst te maken met dit overleg?
b Hoe zie jij in dit verband de keuze van de ouders van Rebecca om haar over te plaatsen? Maakt het uit welke leeftijd Rebecca heeft (jonger of ouder dan 16 jaar)?
c Hebben haar ouders recht om het zorgplan of de overdracht in te zien? Motiveer je antwoord.
d Op welke manieren kan een instelling voor verstandelijk gehandicapten het contact met ouders en andere familieleden vorm-

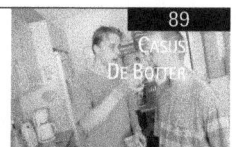

geven? Noem verschillende mogelijkheden. Vraag informatie aan bij een oudervereniging, een gezinsvervangend tehuis of een instelling. Raadpleeg hiervoor de gemeentegids/sociale kaart van je woonplaats of een woonvoorziening voor verstandelijk gehandicapten.

e Geef van elke vorm van oudercontact aan wat het doel is.

Opdracht 6 verhuizen...

Rebecca gaat en Bart komt. In het geval van Rebecca gaat er een overdracht mee naar huize Hebron. Bij Bart zorgen zijn ouders voor de benodigde informatie.

Er zijn voorgedrukte formulieren om alle gegevens over een zorgvrager te noteren. Ook is het mogelijk dat er gebruik gemaakt wordt van een protocol bij verhuizingen. In sommige gevallen wordt er ook telefonisch een toelichting gegeven. Het is ook mogelijk dat iemand van de groepsleiding mee gaat om Rebecca weg te brengen. Of dat bij Rebecca ook gebeurt, is niet zeker.

a Protocol ontwerpen. Maak een protocol (maximaal 2 A4'tjes) voor een overzichtelijke overdracht. Onderwerpen die daarin terug moeten komen zijn:
- personalia
- psychosociale aspecten van het functioneren
- lichamelijke aspecten van het functioneren (medicijnen, wondbehandeling, ADL/zelfredzaamheid)
- zorgbeïnvloedende factoren:
  - levensverhaal
  - materieel-ruimtelijke voorwaarden
  - leefgroep en de positie van de zorgvrager hierin
  - contact met de zorgverleners
- reden en doel van de overplaatsing
- vroegere en huidige zorgplan
- bereikbaarheid van contactpersoon van de afdeling of instelling waar zorgvrager vandaan komt en contactpersoon in de familie.

Je bent vrij om voor dit formulier een indeling te maken en andere woorden te gebruiken.

b Voordat Rebecca met haar ouders meegaat, is er op de groep aandacht voor haar afscheid. Bereid haar afscheid voor, dat wil zeggen maak een plan, noteer belangrijke aandachtspunten in de weken die voorafgaan aan haar vertrek. Denk aan het ontruimen van haar kamer, het verzamelen van haar spullen, kennismaken met de nieuwe groep en woonomgeving en de wijze van afscheid nemen van de instelling, de groepsleiding, de groepsgenoten en Jeroen.

Opdracht 7 en nu de praktijk...

Verdeel de verschillende overlegvormen uit opdracht 2 in de subgroepen. Elke groep bereidt een overlegvorm voor. Verdeel de rollen die nodig zijn: voorzitten, notuleren en maak eventueel gebruik van een secondant (iemand die je steunt bij je rol en je zo nodig in een korte time-out een advies kan geven, voor je weer verder speelt).

Je kunt gebruik maken van de situaties die in de casus geschetst worden. Speel de rollenspelen voor elkaar en observeer elkaar aan de hand van checklisten. Gebruik bij voorkeur een videocamera om de opnames te kunnen gebruiken bij de nabespreking. Voor het spelen van een rollenspel, zie het boek *Hoe pak ik dat aan?*

Evaluatie

De rust is weergekeerd, lees je in het verhaal. Om dit te vieren wordt er een uitstapje naar de dierentuin georganiseerd. Met zo'n groep op stap gaan, vergt natuurlijk de nodige voorbereiding. Bij wijze van evaluatie van deze leertaak (samenwerken en coördineren) ga je met de lesgroep dit uitstapje naar de dierentuin voor De Botter voorbereiden. Als lesgroep vormen jullie in deze rol de groepsleiding.

1 Kies een activiteitencommissie, benoem de taken in die commissie. Maak ook een agenda voor het eerste overleg. Verdeel taken en maak een draaiboek voor de dag zelf. Bovendien moet je precies weten wat er mee moet en wie voor wie zorgt. Bedenk goed wat deze groep nodig heeft.

2 Nadat alles geregeld en afgesproken is, evalueer je plenair de manier van werken met de evaluatievragen van leertaak 3.

3 Kijk terug naar je persoonlijke leerdoelen uit opdracht 1. Welke leerdoelen neem je mee naar een volgende casus?

Let op: als de groep te groot is voor deze opdracht, verdeel de groep dan in tweeën.

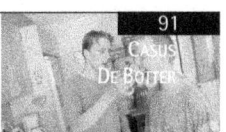

Leertaak 11
Conflicten en onderhandelen

Het botste steeds meer tussen de ouders van Rebecca en de groepsleiding over de normen en waarden die in de groep gebruikelijk waren. Rebecca leek daar nogal onzeker van te worden.

Bij conflicten wordt er door Cheriel en Henk nog al eens met serviesgoed gegooid.

Bart wordt steeds bozer en begint met zijn hoofd tegen de buitendeur te bonken.

Door meningsverschillen, ziekte en personeelswisselingen zijn er in het team spanningen.

Oriëntatie

Zoals je ziet heeft het team van De Botter te maken met conflicten: conflicten met ouders, conflicten in het team zelf, conflicten tussen de zorgvragers en conflicten tussen een zorgvrager en een zorgverlener. Het zijn conflicten zoals ze zich op de werkvloer kunnen afspelen. Op allerlei niveaus (binnen en buiten de afdeling en de instelling) kunnen zich conflicten voordoen. In de regel proberen de partijen die met elkaar in conflict zijn, al of niet met behulp van een derde partij, door middel van onderhandelen tot een oplossing van het conflict te komen. Soms kan een conflict niet overbrugd worden, zoals we zien bij het conflict tussen de ouders van Rebecca en de groepsleiding. Dit heeft voor meerdere mensen nadelige gevolgen.
Als verzorgende zul je vroeg of laat in je werk te maken krijgen met conflicten. Conflicten kunnen over verschillende zorgtaken gaan, bijvoorbeeld een verschil van mening over de benaderingswijze van een zorgvrager, over de werkplanning, over het dagprogramma of over de besteding van het budget. Meningsverschillen zijn op zich niet negatief. Zelfs een fel meningsverschil is geen conflict als het proces verder verloopt als een overlegsituatie, waarin de ene partij luistert naar de argumenten van de andere partij, hieraan belang hecht en gericht is op het vinden van een oplossing. Dit is niet altijd het geval en dan kunnen meningsverschillen uitgroeien tot een conflict.
In deze leertaak verdiep je je in soorten en bronnen van conflicten, de wijze waarop je zelf met conflicten omgaat en andere stijlen van conflicthantering in de zorgverlening. Het onderhandelen kun je zien als een vorm van conflicthantering.

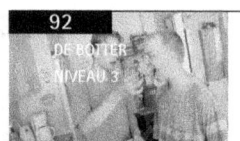

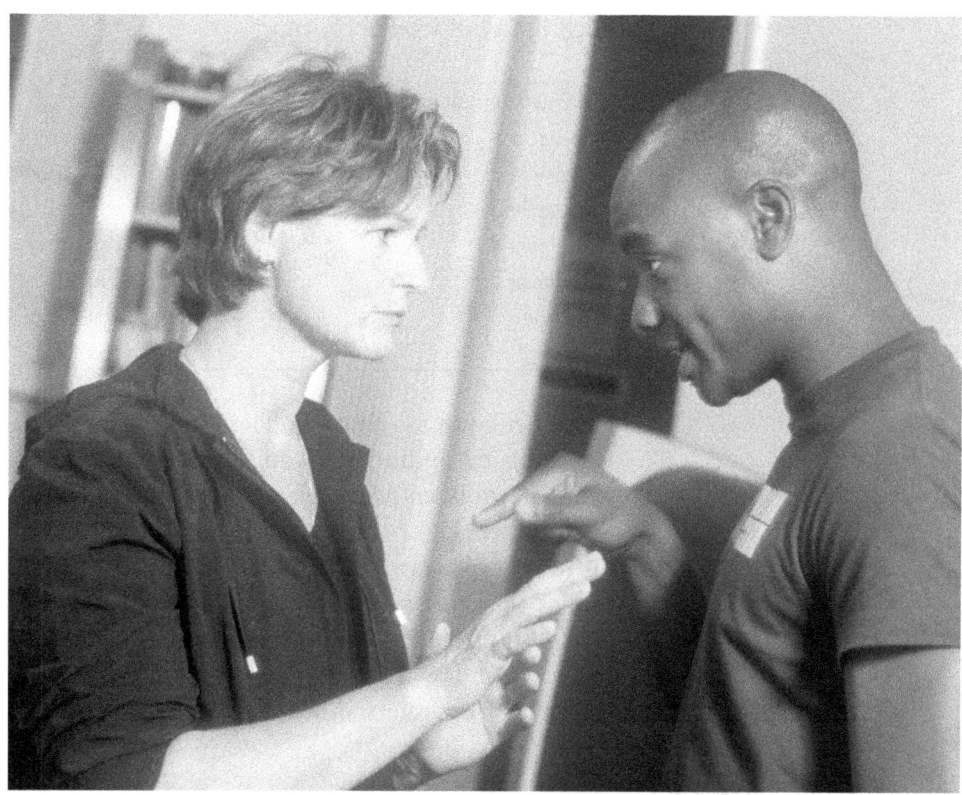

Het uitpraten van meningsverschillen voorkomt conflicten.

Doelstellingen

Na het verwerken van de leertaak kun je:
- de begrippen 'ruzie' en 'conflict' uitleggen en bij elk begrip de kenmerken noemen
- de positieve en negatieve functies van een conflict weergeven
- het hanteren van conflicten onderverdelen in vijf stijlen
- aangeven welke conflictstijl jij meestal toepast en wat de voor- en nadelen hiervan zijn
- het verloop van een conflict vertalen in escalatiefasen
- het belang aangeven van het onderhandelen in conflictsituaties.

Planning

Lees eerst de casus en opdrachten goed door en noteer hoe en wanneer je daaraan gaat werken. Bespreek je planning met je begeleidend docent. Maak ook afspraken met je groepsgenoten over het werken in subgroepen, de presentatie en rapportage van enkele opdrachten in de klas en het inleveren van opdrachten.

Richtlijn voor studiebelasting:

Oriëntatie en planning	0,5	sbu
Opdracht 1	2,5	sbu
Opdracht 2	2,5	sbu
Opdracht 3	2	sbu
Opdracht 4	1	sbu
Opdracht 5	2	sbu
Evaluatie	2	sbu
Totaal	12,5	sbu

Het is het beste om de opdrachten in de aangegeven volgorde te maken. Voor de verschillende opdrachten kun je gebruik maken van de boeken *Gesprekstechniek* van A. Vrolijk en *Menswetenschappen* van H.M. de Vocht. Zoek in beide boeken de hoofdstukken over conflicthantering op. Informeer in het open leercentrum op je school naar videobanden en/of cd-roms over conflicthantering. Bekijk ook de verschillende jaargangen van *Klik*, het maandblad voor de verstandelijk gehandicaptenzorg. Hierin zijn regelmatig publicaties verschenen over het hanteren van conflicten tussen verstandelijk gehandicapte zorgvragers onderling, en conflicten tussen verstandelijk gehandicapte zorgvragers en hun zorgverleners.

Uitvoering

Opdracht 1 **pappen en nathouden**

Je hebt wellicht op verschillende manieren te maken gehad met meningsverschillen, ruzies en conflicten. Denk maar eens aan een meningsverschil met je vriend of vriendin waar je samen niet uitkwam en dat hoog opliep, aan een ruzie met je ouders of een conflict in de familie. Mensen doen soms veel moeite om een conflict te vermijden, omdat een conflict de harmonie kan verstoren. Een conflict kan daarom als negatief opgevat worden. Deze opvatting belemmert ons soms om goed om te gaan met conflicten, sterker nog, het kan zelfs een conflict in de hand werken of versterken. Als je steeds de harmonie moet bewaren door te sussen en te slikken, komt vroeg of laat het moment dat de bom barst. De bekende druppel die de emmer doet overlopen, waardoor iets ogenschijnlijk kleins kan uitlopen op een groot conflict. Een conflict kan echter ook een positieve functie vervullen. Er is zelfs een theorie, de 'conflicttheorie' genoemd, die er vanuit gaat dat conflicten noodzakelijk zijn voor het ontstaan van veranderingen. Het positieve element in het conflict is dus de verandering. Denk maar aan de strijd die kinderen met hun ouders moeten leveren voor meer vrijheid. Zo'n conflict brengt spanningen met zich mee tussen kinderen en ouders. Deze spanningen kunnen leiden tot veranderingen in het opvoedingsprincipe van de ouders, waardoor kinderen wat meer vrijheden worden toegestaan.

a Verdiep je in deze opdracht eerst wat meer in wat jij onder ruzie en conflict verstaat, wat jij ervan vindt en wat de functies daarvan kunnen zijn. Probeer met behulp van theorie en eventueel een videoband antwoorden te vinden op de onderstaande vragen.
  Doe dat eerst individueel. Daarna kun je jouw antwoorden vergelijken met de antwoorden van een groepsgenoot.
  – Wat versta jij onder 'ruzie'?
  – Wat versta jij onder een 'conflict'?
  – Wat zegt de theorie over deze begrippen?
b Vergelijk de begrippen 'ruzie' en 'conflict' met elkaar.
  – Wat zijn de kenmerken?

- Zijn er overeenkomsten en verschillen in de kenmerken? Zo ja, welke?
- Wanneer gebruik je de term 'ruzie' en wanneer de term 'conflict'? Waarom?

c Hoe kijk jij tegen ruzies en conflicten aan? Heb je er een hekel aan of vind je het juist spannend? Roep je zelf wel eens een conflict op en wat doe je dan? Als je niet direct betrokken bent bij een conflict, maar je bent er wel deelgenoot van, hoe stel je je dan op? Waarom?

d Conflicten kunnen positieve en negatieve functies hebben. Beschrijf in het kort enkele conflictonderwerpen in het gezin waartoe jij behoort.
- Probeer de positieve en negatieve functies van die conflicten voor het gezin en de verschillende gezinsleden aan te geven.
- Geef ook aan welke rol jij innam bij die conflicten en wat het jou heeft opgeleverd in zowel positieve als negatieve zin.

Opdracht 2 roddelen

Stel je voor dat je lid bent van een team waar veel geroddeld wordt. Af en toe doe je daar zelf ook aan mee, want als je dat niet zou doen, dan heb je het gevoel er niet echt bij te horen. Je hebt voor jezelf de conclusie getrokken dat er over jou ook wel geroddeld zal worden. Dit werd bevestigd door Joost, een collega. Hij zei gisteren tegen jou dat hij het erg voor je vond dat je relatie met je vriend niet echt goed meer liep. Joost kon dat alleen maar van Anouk gehoord hebben, want jij hebt haar vorige week iets in vertrouwen over je vriend verteld. Maar je hebt niet verteld dat het niet goed meer ging met je relatie, alleen dat je het wel eens moeilijk vond om aan de relatie te moeten werken; om het goed en ook gezellig te houden. Anouk heeft het waarschijnlijk erger doen voorkomen dan het geval was. Je vindt het niet leuk dat ze het er met Joost over gehad heeft. Je merkt aan jezelf dat het je irriteert dat Anouk zo over jou en je vriend heeft gepraat. Jij zegt tegen Joost dat het allemaal reuze meevalt en dat Anouk het zelf moeilijk heeft met haar vriend en dat ze dat negatieve gevoel op jou en je relatie projecteert. "Ze is gewoon jaloers en ze zegt wel vaker iets wat achteraf helemaal niet klopt", zeg je tegen Joost. "Ze heeft onlangs nog gezegd dat ze meneer Verweijen van kamer 110 een paracetamol had gegeven. Dit bleek achteraf ook niet waar te zijn." Joost is het helemaal met je eens. Hij heeft al eens meegemaakt dat Anouk de fout inging. Ze had een verkeerde rapportage aan een familielid doorgegeven. Dit heeft tot veel narigheid geleid.

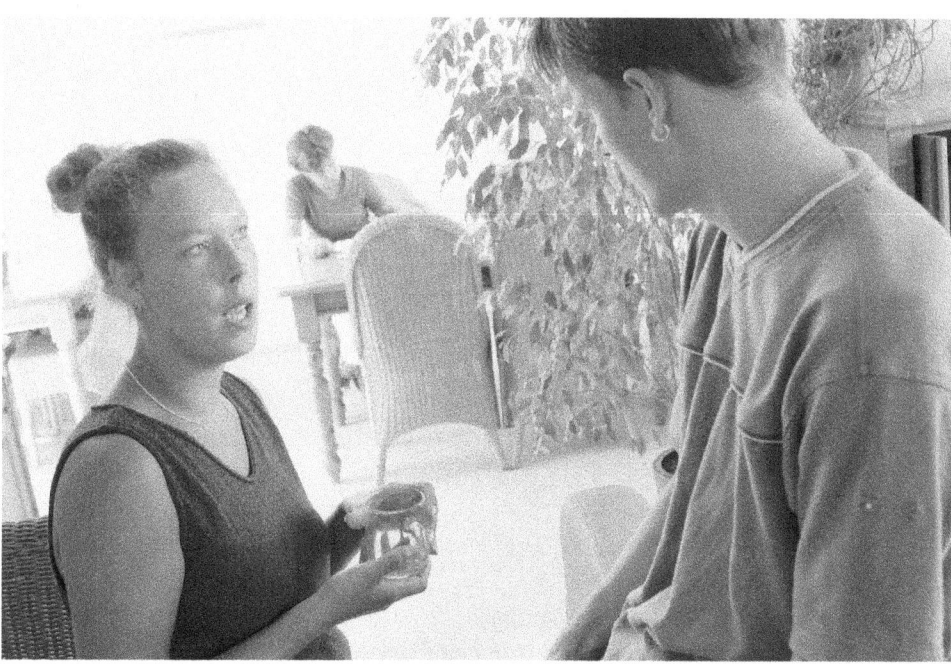

Zit je in een 'roddelteam'?

Jullie praten nog wat verder over haar totdat ze binnenkomt. Het valt stil. Anouk kijkt naar jullie en vraagt: "Is er iets?"
a Wat doe je?
b Speel deze scène uit. Raadpleeg het werkvormenboek *Hoe pak ik dat aan?* voor de vormgeving van het spel.
c Bespreek naar aanleiding van het rollenspel soortgelijke eigen ervaringen die je privé hebt opgedaan of op school of in de beroepspraktijk.
d Beantwoord voor jezelf met behulp van de theorie en je eigen ervaringen de onderstaande vragen:
— Wat kunnen in het algemeen de bronnen voor een conflict zijn en welke zijn van toepassing op het rollenspel naar aanleiding van de bovenstaande praktijksituatie en/of je eigen ervaringen?
— Benoem de soorten conflicten.
— Van welk soort conflict was er sprake in het rollenspel naar aanleiding van de bovenstaande praktijksituatie?
— Welke soorten conflicten herken je vanuit je eigen ervaringen met conflicten?
— Vergelijk je antwoorden met de antwoorden van leerlingen uit je subgroep.
e Om meer inzicht te krijgen in jouw manier van reageren op conflicten kun je gebruik maken van de *Vragenlijst conflicthantering*.
— Deze vragenlijst bevat 30 paar uitspraken.
— Het is de bedoeling dat je je situaties voor de geest haalt, waarin je mening, belang of doelstelling afweek van die van iemand anders.
— Lees eerst elk paar uitspraken goed door en omcirkel de uitspraak die voor jou het meest karakteristiek is. Overleg niet met anderen.
— In sommige paren van uitspraken zal noch uitspraak A noch uitspraak B echt karakteristiek zijn voor jouw gedrag in conflictsituaties. Omcirkel dan de uitspraak die het meest waarschijnlijk voor jou is.
— Als je de uitspraken hebt omcirkeld, breng dan de omcirkeling over op de scorelijst.
— Tel het aantal cirkels per kolom op.
— De kolommen 1 t/m 5 corresponderen met de 5 conflictstijlen die onder de scorelijst staan toegelicht.
— Het grootst aantal cirkels in een of meerdere bepaalde kolommen geeft de conflictstijl aan die op dit moment het beste bij je past. Herken je jezelf hierin? Geef enkele voorbeelden. Wat zou je willen veranderen?
— Ga nu terug naar de opdracht onder 3a. Wat heb je hier geantwoord en is dat wel of juist niet in overeenstemming met de conflictstijl die je hebt gevonden na invulling van de vragenlijst?
— Wissel de resultaten uit met leerlingen uit je subgroep. Vraag feedback.

VRAGENLIJST CONFLICTHANTERING

(naar Kilman/Thomas)

Voor elk paar slechts 1 uitspraak omcirkelen.
1 A: Er zijn momenten waarop ik anderen de verantwoordelijkheid laat om problemen op te lossen.
B: Ik probeer liever door te gaan op die aspecten waarover we het eens zijn, dan te onderhandelen over verschilpunten.

2 A: Ik zoek een compromis.
B: Ik probeer zowel mijn eigen belangen als die van de ander recht te doen.

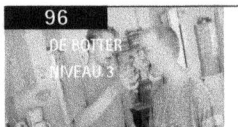

3 A: Meestal probeer ik aan mijn eigen doelstellingen vast te houden.
   B: Ik probeer de gevoelens van de ander te sparen en onze relatie intact te houden.

4 A: Ik probeer een compromis te zoeken.
   B: Soms offer ik mijn eigen belangen op ten gunste van die van de ander.

5 A: Ik probeer hulp van de ander te krijgen bij het zoeken naar een oplossing.
   B: Ik doe wat nodig is om nutteloze inspanningen te vermijden.

6 A: Ik vermijd het om mezelf narigheid te bezorgen.
   B: Ik probeer mijn doelstellingen te laten overwegen.

7 A: Ik probeer het probleem wat uit te stellen tot ik tijd heb gehad om er goed over na te denken.
   B: Ik lever wat in als de ander dat ook doet.

8 A: Meestal probeer ik stevig aan mijn eigen doelstellingen vast te houden.
   B: Ik probeer alle problemen en belangen meteen openbaar te maken.

9 A: Volgens mij moet je je niet altijd druk maken over verschillen.
   B: Ik doe mijn best om anderen van mijn standpunten te overtuigen.

10 A: Ik probeer aan mijn doelstellingen vast te houden.
   B: Ik probeer een compromisoplossing te vinden.

11 A: Ik probeer alle problemen en belangen meteen openbaar te maken.
   B: Ik probeer de gevoelens van de ander te sparen en onze relatie intact te houden.

12 A: Soms vermijd ik een positie in te nemen waardoor een meningsverschil kan ontstaan.
   B: Ik geef de ander gelijk op een aantal punten als hij dat ten opzichte van mij ook doet.

13 A: Ik stel tussenoplossingen voor.
   B: Ik probeer mijn punten door te zetten.

14 A: Ik vertel de ander mijn ideeën en ik vraag hem om de zijne.
   B: Ik probeer de ander van de logica en voordelen van mijn standpunten te overtuigen.

15 A: Ik probeer de gevoelens van de ander te sparen en onze relatie intact te houden.
   B: Ik doe wat nodig is om nutteloze inspanningen te vermijden.

16 A: Ik probeer de ander zijn gevoelens niet te kwetsen.
   B: Ik probeer de ander te overtuigen van de kwaliteiten van mijn standpunten.

17 A: Meestal probeer ik stevig aan mijn eigen doelstellingen vast te houden.
   B: Ik tracht te doen wat nodig is om nutteloze inspanningen te vermijden.

18 A: Als het de ander gelukkig maakt, mag hij van mij aan zijn gezichtspunten vasthouden.
   B: Ik geef de ander gelijk op een aantal punten als hij dat ten opzichte van mij ook doet.

19 A: Ik probeer alle problemen en belangen meteen openbaar te maken.
   B: Ik zoek naar een eerlijke verdeling voor ons beiden tussen winst- en verliespunten.

20 A: Ik probeer direct onze verschillen bespreekbaar te maken.
    B: Ik zoek naar een eerlijke verdeling voor ons beiden tussen winst- en verliespunten.

21 A: Bij het praten over verschillen tracht ik rekening te houden met de wensen en verlangens van de ander.
    B: Ik probeer te komen tot een directe bespreking van het probleem.

22 A: Ik zoek naar een standpunt wat tussen dat van de ander en mij in ligt.
    B: Ik probeer mijn belangen veilig te stellen.

23 A: Ik ben erg vaak bezig om aan al onze wensen te voldoen.
    B: Er zijn momenten waarop ik anderen de verantwoordelijkheid laat om de problemen op te lossen.

24 A: Als de ander verlangens heeft en daar veel waarde aan hecht, probeer ik daaraan tegemoet te komen.
    B: Ik probeer de ander over te halen om een compromis te bereiken.

25 A: Ik probeer de ander van de logica en de voordelen van mijn standpunt te overtuigen.
    B: Bij het praten over verschillen tracht ik rekening te houden met de wensen en verlangens van de ander.

26 A: Ik stel tussenoplossingen voor.
    B: Ik probeer vrijwel altijd om tegemoet te komen aan ons beider verlangens.

27 A: Soms neem ik een standpunt, waardoor een meningsverschil kan ontstaan, niet in.
    B: Als het de ander gelukkig maakt, mag hij van mij aan zijn gezichtspunten vasthouden.

28 A: Meestal probeer ik aan mijn eigen doelstellingen vast te houden.
    B: Ik vraag de ander om hulp om het probleem op te lossen.

29 A: Ik stel een tussenoplossing voor.
    B: Volgens mij moet je je niet altijd druk maken over verschillen.

30 A: Ik probeer de ander zijn gevoelens niet te kwetsen.
    B: Ik bespreek de problemen altijd met de ander om samen een oplossing te zoeken.

SCORE VRAGENLIJST

vraag	1*	2*	3*	4*	5*
1	B			A	
2		B	A		
3	B				A
4	B		A		
5		A		B	
6				A	B
7			B	A	
8		B			A
9				A	B
10			B		A
11	B	A			
12			B	A	
13			A		B
14		A			B
15	A			B	
16	A				B
17				B	A
18	A		B		
19		A		B	
20		A	B		
21	A	B			
22			A		B
23		A		B	
24	A		B		
25	B				A
26		B	A		
27	B			A	
28		B			A
29			A	B	
30	A	B			

Toelichting op de vijf conflictstijlen

*1 = toegeven, gladstrijken:
— het belang van de ander krijgt alle ruimte; eigen belangen worden verwaarloosd om die ander te bevredigen
— soms komen bestaande tegenstellingen niet eens aan het daglicht, omdat men niet uitspreekt dat men andere voorkeuren heeft
— er is een houding van 'geven'.

*2 = probleem oplossen:
— werken aan een oplossing die de belangen van beide personen of groepen bevredigt
— men gaat ervan uit dat er gemeenschappelijkheid in de belangen te vinden is
— gericht op 'winnen-winnen'
— samenwerken om een nieuwe oplossing te vinden waarbij men elkaar respecteert en in de eigen waarde laat
— men van een conflict wil leren

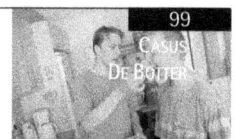

- gevoelens uitspreken, luisteren naar elkaars verhaal
- er is een houding van 'geven en geven'.

*3 = de gulden middenweg:
- er wordt naar een tussenoplossing gezocht die voor beide personen of groepen acceptabel en bevredigend is
- er wordt van uitgegaan dat de belangen ten dele tegengesteld zijn en ten dele een gemeenschappelijke basis hebben
- gericht op 'winnen-winnen', alleen is de winst voor beide partijen niet zo hoog als bij samenwerken
- beide personen of groepen hebben gelijke rechten en gelijke macht en invloed
- er is een houding van 'geven en nemen' (het verschil samen delen, een middenpositie innemen).

*4 = ontlopen, vermijden:
- er is sprake van een zekere mate van onverschilligheid ten aanzien van de zaak waarom het gaat en de relatie
- net doen alsof er niets aan de hand is, ook al is er duidelijk iets mis
- het is niet mogelijk om het eigen belang en het belang van de ander recht te doen
- bestaande tegenstellingen komen niet aan het licht, omdat ze niet worden uitgesproken
- als een conflictueus onderwerp aan bod komt, trekt men zich terug.

*5 = forceren:
- eigen belang staat centraal, weinig aandacht voor de ander
- eigen zin doordrukken
- belangen worden gezien als tegenovergesteld en onoverbrugbaar
- gericht op 'winnen-en-verliezen'
- de een staat of probeert boven de ander te staan
- er is een houding van 'nemen'
- er wordt gebruik gemaakt van machtsmiddelen.

Opdracht 3 conflictstijlen

In de vorige opdracht heb je vastgesteld dat er vijf stijlen voor conflicthantering zijn. Je hebt met de vragenlijst bij jezelf een of meerdere stijlen ontdekt. Het gaat er echter niet om welke manier in het algemeen het beste is om een conflict te hanteren, maar om *de effectiviteit van een bepaalde stijl in een bepaalde conflictsituatie*. Bijvoorbeeld het vermijden van een conflict kan zeer nuttig zijn als je meer informatie nodig hebt voor het oplossen van het conflict of als je geen kans ziet om je eigen belangen te bevredigen (je voorziet dat het eigenlijk een 'hopeloze zaak' is; vechten tegen de bierkaai).
In leertaak 5 hebben we aandacht besteed aan assertiviteit. Het zal je niet ontgaan zijn dat voor het hanteren van bepaalde conflictstijlen een zekere dosis assertiviteit nodig is. De vijf conflictstijlen kunnen worden beschreven aan de hand van twee uitgangspunten:
- zorg voor jezelf/gerichtheid op het eigen belang
- zorg voor de relatie/gerichtheid op het belang van de ander.

Stel dat je lid bent van een team en je hebt een standpunt dat afwijkt van dat van andere teamleden. Er wordt druk op je uitgeoefend om te veranderen van standpunt. Je geeft toe. Je hebt dan meer zorg voor de relatie, voor het belang van anderen en minder zorg voor jezelf, voor je eigen belang. Je kunt ook vinden dat je principieel gelijk hebt. Je houdt vast aan je eigen standpunt. In dit geval heb je meer zorg voor jezelf en ben je meer gericht op je eigen belang dan dat je zorg hebt voor de relatie of gericht bent op het belang van de ander. De keuze die je maakt hangt van veel factoren af: je bent bijvoorbeeld nieuw in een team en je

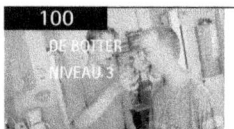

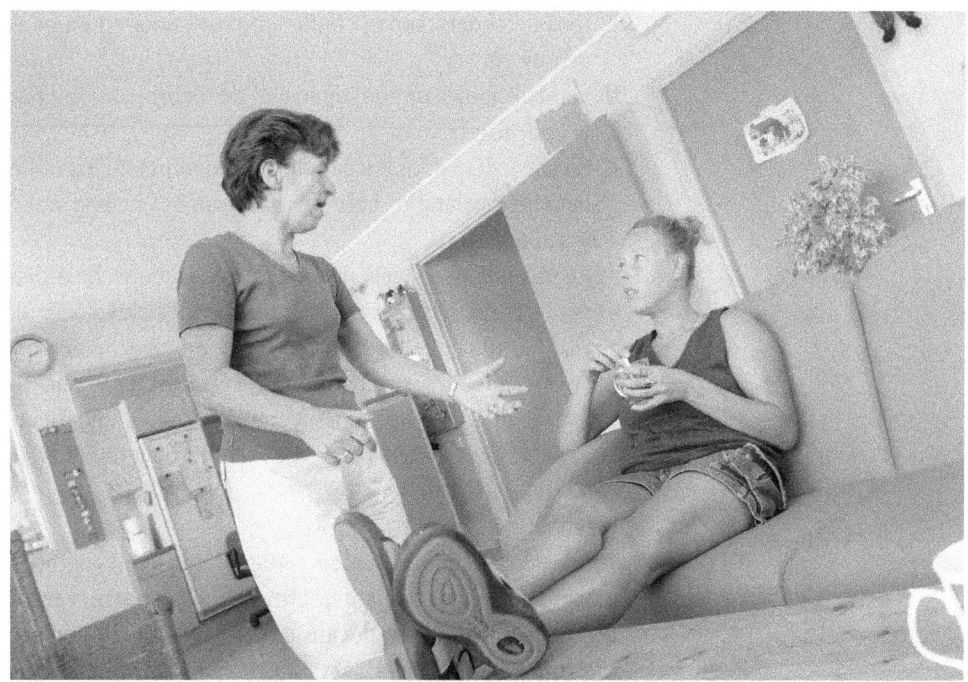

Voor het hanteren van bepaalde conflictstijlen is asseritiveit nodig.

wilt sociaal krediet opbouwen, of je beschikt over bepaalde persoonlijkheidskenmerken (je bent bijvoorbeeld empatisch en assertief). Met de twee uitgangspunten en de vijf conflictstijlen zijn veel variaties te maken. Zie daarvoor de onderstaande afbeelding. Op de horizontale as staat de zorg voor je eigen belangen en op de verticale as de zorg voor de belangen van anderen. Daarbinnen staan de vijf conflictstijlen aangegeven.

conflictstijlen

gerichtheid op het belang van anderen: hoog → laag

1. toegeven
2. probleem oplossen
3. de gulden middenweg
4. vermijden
5. forceren

gerichtheid op het eigen belang: laag → hoog

Conflictstijlen

a Lees de onderstaande conflictsituaties door en ga na welke van de conflictstijlen jij zou gebruiken.
b Vergelijk jouw conflictstijlen met de theorie over het hanteren van conflictstijlen. Wat zijn je conclusies?
c Ga van iedere door jou gehanteerde conflictstijl na of het accent ligt op het nastreven van het eigen belang of het nastreven van het belang van de ander.

– *de vuile was*

Je loopt sinds twee weken stage op een somatische afdeling in een verpleeghuis. De werkdruk in het team is groot vanwege personeelstekort. Er blijft veel werk liggen. Jouw taken zijn tot nu toe beperkt gebleven tot 's morgens helpen bij het wassen en aankleden en daarna huishoudelijk werk; dit pak je vaak uit jezelf aan. De stagebegeleiding is er tot nu toe bij ingeschoten. Bij de dienstoverdracht krijg je negatieve feedback van een gediplomeerde collega. Je hebt gisteravond niet alle was opgeruimd en dat verwacht je collega toch zeker van een 2e jaars VZ'er.

– *een onvoldoende*

Toen de docent de toetscijfers teruggaf, zag je tot je grote schrik dat je een onvoldoende had. Bij vergelijking met de antwoordvellen van andere leerlingen vond je jouw toets te streng beoordeeld. Je hebt de docent direct na de les om een verklaring gevraagd. De docent had toen geen tijd voor je. Dat is nu een week geleden.

– *moeilijk gedrag*

Tijdens je stage krijg je te maken met een verstandelijk gehandicapte zorgvrager die moeilijk gedrag vertoont. Mensen die hij niet goed kent, daagt hij uit door dwars te liggen. Dit uit zich in hard schreeuwen, soms schelden en een enkele keer door fysieke agressie. Je ziet er erg tegenop om hem te benaderen. Het is je tot nu toe gelukt om hem op een afstand te houden. Verzorgende taken van hem konden makkelijk door anderen gedaan worden. Je stagebegeleidster heeft wel begrip voor je aversie, maar vindt dat het nu tijd wordt om hem in bad te doen.

– *ik geef het je op een briefje*

Binnenkort heb je de eindbeoordeling van je stage. Tijdens de tussenbeoordeling heb je als leerdoel meegekregen om meer feedback te vragen. Nu de eindbeoordeling in zicht is, herinner je je dat leerdoel. Je besluit om een schriftje bij de rapportage te leggen. Je vraagt aan ieder teamlid om iets in het schriftje te schrijven over jouw functioneren. Van één collega krijg je veel en uitsluitend negatieve feedback.

– *overschrijven*

Je hebt een werkstuk gemaakt over benaderingswijzen voor demente zorgvragers. Het resultaat mag er zijn. Een klasgenoot vraagt aan je of zij het werkstuk mag lezen. Een dag later krijg je het terug en lever je het in bij de docent. De docent, die het werk beoordeeld heeft, vraagt je te spreken. In dat gesprek krijg je te horen dat hij het werkstuk met een onvoldoende heeft beoordeeld omdat het identiek is aan het werk van je klasgenoot.

Opdracht 4 oorlog

Een conflict kent een bepaald verloop en in de minst gunstige zin kan een conflict escaleren, uit de hand lopen. Naarmate de scherpte van de tegenstellingen in een conflict toeneemt, zijn er drie fasen te onderscheiden (in andere literatuur worden 9 fasen onderscheiden). Elke fase wordt gemarkeerd door een 'drempel' of 'point of no return'.

– Fase 1: wrijving

De partijen zijn zich bewust van spanningen en tegenstellingen en spannen zich in deze fase in om er op een beheerste manier mee om te gaan. Deze beheerste manier kan op zich weer aanleiding geven tot irritaties. Men probeert de spanningen en tegenstellingen nog steeds samen weg te werken. Als dit niet lukt, verharden de discussies zich, men wil scoren, irritaties over en weer groeien. Uiteindelijk is er nog maar weinig van een samenwerkingshouding te vinden. Beide partijen willen winnen (= winnen-winnen).

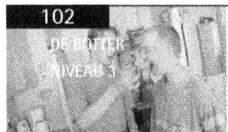

— Fase 2: verharding

De relatie en niet de zaak zelf wordt de belangrijkste bron van irritatie en spanning. Men ontwikkelt stereotype beelden van elkaar. Argumenten worden ongenuanceerd (zwart-witdenken) geventileerd, de integriteit van de ander wordt in twijfel getrokken (ik ben goed en hij is slecht), de tegenstellingen breiden zich uit: andere kwesties worden erbij gehaald. De partijen stellen harde eisen aan elkaar en dreigen met sancties en acties, de partijen zoeken steun van buiten.

— Fase 3: oorlog

Er vinden sterke botsingen plaats, alle middelen om de tegenpartij uit te schakelen zijn geoorloofd. Partijen haten elkaar, men duldt geen afzijdige of neutrale houding van de toeschouwers. Standpunten over tegenstellingen zijn niet meer zo belangrijk, het gaat er veel meer om elkaar schade toe te brengen.

Rollenspel

a Kies een conflictsituatie uit de casus De Botter, bijvoorbeeld het conflict tussen het team en de ouders van Rebecca. Je kunt ook een conflictsituatie uit je eigen leven of uit het leven van een van je klasgenoten kiezen. Het moet hier om een conflict gaan dat duidelijk escaleert.

b Spreek eerst het conflict goed met elkaar door en ga tevens na welke conflictstijl in deze situatie het beste door de partijen gehanteerd kan worden. Verwerk in het spel de verschillende escalatiefasen.

c Verdeel de rollen. Gebruik voor de verdere uitwerking van het rollenspel het werkvormenboek *Hoe pak ik dat aan?*

d Benoem iemand die als tijdbewaker fungeert. Speel niet langer dan 10 minuten.

e Evalueer het spel en betrek hierin de volgende vragen:
— Was de conflictstijl goed gekozen?
— Waren de escalatiefasen herkenbaar?
— Op welke wijze escaleerde het conflict?
— Hoe kan er effectiever met het conflict omgegaan worden?

Opdracht 5 de derde partij

Als een conflict escaleert, als het conflict uit de hand loopt, als tegenstellingen niet meer overbrugd kunnen worden dan vragen de partijen na verloop van tijd om bemiddeling door een derde, onafhankelijke partij. Het inschakelen van zo'n derde partij is nodig wanneer sprake is van wederzijdse afhankelijkheid; de strijdende partijen moeten weer verder kunnen samenwerken. Veronderstel dat het conflict tussen Emiel en Bart uit de casus De Botter een vervelende nasleep krijgt. Bart wil niet meer door Emiel verzorgd en begeleid worden en Emiel is niet meer in staat het vertrouwen tussen hem en Bart te herstellen. In zo'n situatie kan er een derde zorgverlener ingeschakeld worden om te onderhandelen tussen Bart en Emiel.

a Bespreek in je subgroep voorbeelden van conflicten die geëscaleerd zijn:
— Wat waren de bronnen van deze conflicten?
— Hoe werden deze conflicten gehanteerd, welke conflictstijlen?
— Wat waren de gevolgen van de escalatie?
— Hoe had de escalatie voorkomen kunnen worden?

b Het inschakelen van een derde partij kan de conflicterende partijen mogelijk weer nader tot elkaar brengen. Deze derde partij moet daarvoor kunnen onderhandelen. Zoek in literatuur de principes van het effectief onderhandelen bij conflicten op. Aan welke eisen moet de derde partij of de onderhandelaar bij conflicten voldoen? Bespreek deze eisen met elkaar in de subgroep.

c Speel het rollenspel uit opdracht 4 opnieuw, maar nu komt de rol van de derde partij erbij. Je kunt ervoor kiezen om de andere rollen door dezelfde spelers te laten spelen. Deze

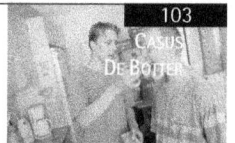

derde partij onderhandelt tussen de conflicterende partijen, waarbij in het spel de principes van het effectief onderhandelen door de derde partij worden toegepast.
d Evalueer het spel en betrek hierin de volgende vragen:
— Werden de onderhandelingsprincipes goed ingebracht door de derde partij?
— Welke invloed had dit op het verloop van het conflict?

Evaluatie

In deze leertaak heb je geleerd dat overal waar mensen met elkaar samenleven en samenwerken, ruzies en conflicten kunnen voorkomen. Conflicten verstoren de harmonie. De meeste mensen vinden dit vervelend en vermijden daarom conflicten. Maar willen we iets veranderen, dan is daar soms een conflict voor nodig.

1 Bedenk een aantal regels die belangrijk zijn voor het oplossen van een conflict op een goede manier en waarmee iets goeds bereikt wordt voor de relatie. Zet deze regels puntsgewijze op papier en laat ze door anderen becommentariëren.

2 Als je niet assertief bent, kun je conflicten niet goed hanteren. Bedenk voor- en tegenargumenten bij deze stelling. Hou in de groep een discussie over deze stelling. Schrijf er naderhand een kort verslag over.

3 Schrijf een opstel van 1 A4'tje met als titel 'Het interpersoonlijke conflict'. In dit opstel ben je zelf het onderwerp en beschrijf je een innerlijk conflict als aanzet voor een persoonlijk veranderingsproces.

4 Heb je de doelstellingen van deze leertaak bereikt? Welke wel en welke niet?
Als je doelstellingen niet hebt bereikt, waar lag dat aan en hoe ga je hier verder aan werken?
Hoe heb je aan deze leertaak gewerkt? Wat vond je goed en minder goed gaan?
Waar lag dat aan?

Evaluatie van de casus

Evaluatie-opdrachten

Herlees de 'Oriëntatie op de casus' en beantwoord de vragen om erachter te komen of je kijk op de verstandelijk gehandicaptenzorg door deze leertaken is veranderd en of je in het team van De Botter als verzorgende zou kunnen functioneren.

1. Beschrijf in een half A4'tje hoe jouw kijk op de verstandelijk gehandicaptenzorg is nadat je de leertaken hebt gedaan. Geef ook weer hoe het was voor je er aan begon.
2. Bekijk per leertaak het onderdeel 'Evaluatie' en noteer welke onderdelen je voldoende of onvoldoende beheerst. In deze beoordeling kijk je naar de beheersing van de theorie, de verzorgende en de omgangskundige vaardigheden.
3. Voor de onderdelen die je onvoldoende beheerst, geef je aan hoe je deze voldoende kunt maken. In overleg met de docent voer je deze taken (individueel of met groepsgenoten) uit.
4. Kijk terug naar oriëntatie-opdracht 4 en beantwoord onderstaande vragen.
   Welke problemen ben je tegengekomen in de aanpak van leertaken wat betreft:
   - voorbereiding en uitvoering van de leertaken
   - organisatie
   - de literatuur
   - de begeleiding door de docent
   - verschillende media (open leercentrum)
   - lokalen (praktijklokalen, werkruimten)
   - reserveren of bestellen van materialen.

   Hoe heb je de verschillende problemen opgelost?
5. Geef je mening over de samenwerking wat betreft sfeer, inzet, afspraken, taak- en rolverdeling. Beschrijf ook je eigen aandeel in de samenwerking. Ben je tevreden over het resultaat van het groepswerk?
6. Kijk terug naar je verwachtingen. Zijn deze uitgekomen? Wat is goed gegaan? Wat is misgegaan? Waaraan zou je in de toekomst aandacht moeten besteden?
7. Als je terugkijkt naar de werkvormen die in deze leertaken gebruikt zijn, welke hebben dan je voorkeur, welke vind je minder plezierig, welke gaan je goed af en welke vind je moeilijk? Geef bij je antwoorden aan waarom je dit vindt.
8. Formuleer leerpunten naar aanleiding van deze evaluatie. Deze kunnen van pas komen bij het werken aan nieuwe leertaken bij de volgende casus.

Literatuur

Riet, H.M.C te e.a. (1998) *Zorgcategorieën*, reeks Bouwstenen voor gezondheidszorgonderwijs. Hoofdstuk 6, Verstandelijk gehandicapte zorgvragers. Houten/Diegem: Bohn Stafleu Van Loghum.

Afink, G. en Groenhof, J. (1998). *Vaardigheden specifieke zorg*, reeks Bouwstenen voor gezondheidszorgonderwijs. Houten/Diegem: Bohn Stafleu Van Loghum.

Baar, J.A.M. e.a. (1998). *Het lichamelijk functioneren*, reeks Bouwstenen voor gezondheidszorgonderwijs. Houten/Diegem: Bohn Stafleu Van Loghum.

Bos, M. (2000). *Seksuele intimidatie in de zorg*, reeks Verpleegkunde Praktijk. Houten/Diegem: Bohn Stafleu Van Loghum.

Cox, M. (2000). *Hoe pak ik dat aan?* Houten/Diegem: Bohn Stafleu Van Loghum.

Daar praat je niet over!? Intimiteit en verpleging. (2000). Symposiumuitgave van Verpleegkunde Nieuws en NU '91. Houten/Diegem: Bohn Stafleu Van Loghum.

Dito, J.C. e.a. (1998). *Aspecten van de beroepsuitoefening*, reeks Bouwstenen voor gezondheidszorgonderwijs. Houten/Diegem: Bohn Stafleu Van Loghum.

Dito, J.C. e.a. (1997). *Lichamelijke gezondheidsproblematiek*, reeks Bouwstenen voor gezondheidszorgonderwijs. Houten/Diegem: Bohn Stafleu Van Loghum.

Duist, F. van, en Jongh, A. de (1999). *Handboek Leren leervaardigheden*. Lelystad: Stichting IVIO.

Heemelaar, M. (1997). *Seksualiteit, intimiteit en hulpverlening*. Houten/Diegem: Bohn Stafleu Van Loghum.

Hutten-Groot, C.A.M. en Hutten, J.G.M. (1998). *Zorg voor de huishouding*, reeks Bouwstenen voor gezondheidszorgonderwijs. Houten/Diegem: Bohn Stafleu Van Loghum.

Jonge, J. de (1997). *Gezondheidskunde*, reeks Bouwstenen voor gezondheidszorgonderwijs. Houten/Diegem: Bohn Stafleu Van Loghum.

Kars, H., en Zwets, J.H.J. (1995). *Medische zorg voor mensen met een verstandelijke handicap*. Houten/Diegem: Bohn Stafleu Van Loghum.

Klik, het maandblad voor de verstandelijk gehandicaptenzorg (Utrecht), diverse jaargangen.

Meer, K. van, Neijenhof, J., Bouwens, M. (2001). *Elementaire sociale vaardigheden*. Houten/Diegem: Bohn Stafleu Van Loghum.

Oranje Kruis, *Eerste Hulp Bij Ongelukken* (2000) Leiden: Van Mantgem & De Does.

Pelt, G. van. *De instelling voor verstandelijk gehandicapten, leefgemeenschap & organisatie*. Utrecht: Lemma

Schuur, G. (2001) *Omgaan met agressie*. Houten/Diegem: Bohn Stafleu Van Loghum.

Smit, H. *Observeren en rapporteren*. Baarn: Nelissen Educatief.

Timmers-Huigens, D. (1995). *Mogelijkheden voor verstandelijk gehandicapten, een weg naar vreugde beleven*. Utrecht: Lemma.

Transferpunt Vaardigheidsonderwijs (2001). *Werkcahier Kwalificatieniveau 3, 204 Interactie in beroepssituaties*. Houten/Diegem: Bohn Stafleu Van Loghum.

V&V Trajecten. *DK 301 Plannen van zorg*. Baarn: NijghVersluys.

V&V Trajecten. *DK 305 Coördineren van zorg*. Baarn: NijghVersluys.

Vocht, H.M. de (1998). *Menswetenschappen*, reeks Bouwstenen voor gezondheidszorgonderwijs. Houten/Diegem: Bohn Stafleu Van Loghum.

Vrolijk, A. (1991). *Gesprekstechniek*. Houten/Diegem: Bohn Stafleu Van Loghum.

Andere media

Anders zijn is toch ook goed, een video over het syndroom van Prader Willi. Is deze band niet aanwezig, dan kun je deze aanvragen bij de Prader Willi/Angelman Vereniging, Postbus 85276, 3508 AG Utrecht.

Doe normaal (video). Als deze video niet in het open leercentrum van je school aanwezig is, dan is deze aan te vragen bij de Stuurgroep Beeldvorming, Postbus 85276, 3508 AG Utrecht.

Intieme grenzen. Van Hemert Video/Rutgers Stichting Groningen, 1998.

Medicijnen (cd-rom). Transferpunt Vaardigheidsonderwijs.

Medicijnen uitzetten (video).

Verpleegkundig handelen bij agressief gedrag (cd-rom).

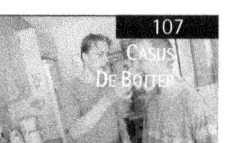

GPSR Compliance

The European Union's (EU) General Product Safety Regulation (GPSR) is a set of rules that requires consumer products to be safe and our obligations to ensure this.

If you have any concerns about our products, you can contact us on

ProductSafety@springernature.com

In case Publisher is established outside the EU, the EU authorized representative is:

Springer Nature Customer Service Center GmbH
Europaplatz 3
69115 Heidelberg, Germany

www.ingramcontent.com/pod-product-compliance
Lightning Source LLC
Chambersburg PA
CBHW081226100426
42871CB00020B/248